Rumba Questions & Answers
for Latin American Professional Examintions
ISTD 협회 자격증 시험에 관한 질문과 해답
▷ 룸바 ◁

Student, Associate, Licentiate and Fellow
스튜던트, 어소시에이트, 라이센시에이트와 펠로우

Devised by Elizabeth Romain
(Fellow and Examiner
& Grand Member of the Imperial Society of Teachers of Dancing)
지음 / 엘리자베스 로메인 (영국 황실 무용 교사 협회 고문 & 펠로우)
옮김 / 김 재 호

본 Questions & Answers 시리즈는
영국 DSI (Dance Sport International)와 정음미디어 간의
라이센스 계약에 의해서 발간되고 있습니다.
본 시리즈에 대한 한국 내 모든 권리는
정음미디어/DSI Korea에 있습니다.

All right reserved by JyungEum Co. in Korea

FOREWORD IMPORTANT - PLEASE READ

How to use your "Questions & Answers" book -

You will undoubtedly be working for your Examination under the watchful eye of an experienced teacher, who will be guiding you in your studies and methods of presentation. When you have covered the Syllabus and are fairly confident in the technical analysis of each figure, take this book and go through the questions systematically, not peeping at the answer of course, until you have made an attempt at answering the questions yourself. A tape recorder is a useful asset in this respect; record your answer and then play it back, comparing it with that given in this book. Alternatively you may be lucky enough to have a member of the family or a friend who will hold the book for you and ask the questions.

The questions are all of the type that have been by Examiner in the examination room and will give you a good idea of how the examination is conducted. If you know your technique thoroughly they will cause no problem.

The questions are applicate to all levels, for example, candidates for Licentiate and Fellow must be prepared to answer questions from the Student Teacher and Associate work. Questions from the higher grade of examination entered will not be asked.

Always remember the Examiner is endeavoring to find out how much you know, and is not trying to trick you, and be conversant with the Syllabus of the Association concerned. Most Associations have adopted the ISTD Technique.

Good luck in your examination.

ELIZABETH ROMAIN

서문

"질문과 해답" 이 책을 사용하는 방법 -

　여러분의 확실한 시험공부를 위해, 경험 많은 선생님의 주의 깊은 안내로 학습 방법과 시험방법을 소개해 주실 겁니다. 여러분이 교과과정 전체를 파악하고 각 피겨의 기술적인 분석까지 확신을 가질 때, 각 과정의 답을 엿보지 않고 스스로의 질문에 대답할 수 있도록 체계적으로 질문을 검토하세요. 이점에 있어서는 녹음기가 유용하게 이용될 것입니다; 자신의 대답을 녹음한 후, 이 책에 주어진 해답과 비교하며 다시 들어 보세요. 이외의 다른 방법으로 친구나 가족에게 책을 주고, 여러분에게 질문을 하게 하는 것도 좋은 방법입니다.

　이 책의 질문들은 시험장에서 시험관이 하는 모든 형태의 질문들입니다. 그러므로 여러분은 시험이 어떻게 진행되는지를 알게 될 것입니다. 만약 여러분이 기술을 완전히 알고 있다면 별 문제는 없을 겁니다.

　질문은 모든 수준에 적용됩니다. 예를 들면, 라이센시에이트와 펠로우에 응시하는 수험생은 스투던트 티쳐와 어소시에이트 수준의 질문에도 대답할 준비를 해야 합니다.

　시험관은 당신이 얼마나 많은 것을 알고 있는지를 파악하려고 노력합니다. 그리고, 여러분을 함정에 빠뜨리려고 하지 않으며, 관련된 협회 교과과정에 친숙해 있어야 합니다. 대부분의 협회는 ISTD 기술을 채택하고 있습니다.

　당신의 시험에 행운이 깃들길...

엘리자베스 로메인

번역을 마치고

이 책의 질문과 대답 하나 하나에는 수 십 년 동안의 춤에
대한 경험과 노하우가 스며들어 있다.
ISTD 교과서를 공부 할 때,
또 ISTD 지도자 자격시험을 볼 때,
아니면 댄스스포츠의 이론에 대한 궁금증을 풀려고 할 때,
이 책은 여러분 곁에서 친절하게 도와줄
댄스 스포츠의 최고의 고수다.
어려운 여건에서도 댄스스포츠를 체계적으로
공부하려고 하는 무도인들을 위해서
이 책의 발간을 결정하신
정음통상 임정배 사장님께 감사드립니다.
그리고, 이 책의 번역을 도와준
부산 배지영 선생님, 대구 영남 대학교 이정옥님께도
감사드립니다.

2006년 12월
김 재 호

CONTENTS

제 1 장 STUDENT - TEACHER 스튜던트 - 티쳐   10

제 2 장 ASSOCIATE 어소시에이트   45

제 3 장 LICENTIATE 라이센시에이트   81

제 4 장 FELLOW 펠로우   103

ABBREVIATIONS USED IN THIS BOOK
이 책에 사용된 약어

St	Student-Teacher	스투턴트-티쳐
A	Associate	어소시에이트
L	Licentiate	라이센시에이트
F	Fellow	펠로우
L	Left	왼쪽
R	Right	오른쪽
LF	Left Foot	왼발
RF	Right Foot	오른발
CBMP	Contra Body Movement Position	콘트라 바디 무브먼트 포지션

Professional Candidates
프로페셔널 수험생

Note: *It is better not to use abbreviations verbally unless language difficulties are experienced.*
주의: 영어가 어렵다고 느껴지지 않는다면 말로 할 때는 약어를 사용하지 않는 것이 더 좋다.

제 1 장 STUDENT - TEACHER
스튜던트 - 티처

Q.1 Give the time and tempo of Rumba music
Rumba music is played in 4/4 time (4 beats to a bar or measure of music). It should be played at a speed of 27 bars per minute although slight deviations are acceptable

Q.1 룸바 음악의 박자와 빠르기에 대해 말해보시오.
룸바 음악은 4/4박자로 연주된다.(음악 한 마디 혹은 한 소절에 4박자). 약간 차이는 있을 수 있겠지만 분당 27소절의 빠르기로 연주되어야 한다.

Q.2 Where does the musical accent occur?
On the first beat of each bar. There is a percussive accent on the 4th beat

Q.2 음악적 강세는 어디에 있는가?
각 마디의 첫 박자에 있다. 네 번째 박자에는 타악기 강세가 있다.

Q.3 Give a simple description of the use of the knees and hips as used in the Rumba
Every step commences to move with a slightly flexed knee. The knee straightens just before the foot

reaches its position. As the weight is taken fully onto the step the hips move naturally in the direction of the leg receiving the weight

Q.3 룸바에서 무릎과 힙의 사용에 대해 간단히 설명하시오.

모든 스텝은 무릎을 약간 구부린 상태에서 움직이기 시작한다. 발이 해당 위치에 닿기 바로 전에 무릎을 편다. 체중이 완전하게 스텝 위에 옮겨질 때, 힙이 자연스럽게 체중이 있는 다리 쪽으로 움직인다.

Q.4 Give the beat value of each step when dancing, for example, the Closed Basic Movement

Steps 1 and 2 take one beat of music each. Step 3 takes 2 beats of music

Q.4 클로즈드 베이직 무브먼트를 출 때, 각 스텝의 박자 값을 말하시오.

스텝 1, 2는 각각 한 박자, 스텝 3은 두 박자이다.

Q.5 What do you understand by rhythmic expression?

Rhythmic or Musical Expression is achieved by varying the speed of the body weight change.

The time taken for the weight change may differ depending on how many beats of music are used. Normally a half beat of music is taken to achieve the desired foot position, and the setting off the weight is completed over the remaining half or one-and-a-half beats

Q.5 리듬 표현이란 무엇인가?

체중 변화의 속도를 다양하게 함으로써 리듬 또는 음악적 표현을 나타낸다. 체중 변화의 속도는 얼마나 많은 박자를 사용하는가에 따라 다르다. 일반적으로 음악의 반 박자는 원하는 발의 위치에 도달하기 위해 필요하고, 완전한 체중 이동은 남은 반 박자 또는 1과 1/2박자 동안 완성된다.

Q.6 When you start the dance, do you immediately take the first step on beat 2?

No - although the first step of each figure is taken on the second beat of music(count 2), the dance is commenced with the hips already moving on the preceding beats 4 and 1. This is normally achieved by taking a preliminary step to the side, or by changing the weight to the opposite foot on beats 4 1

Q.6 춤을 추기 시작할 때, 두 번째 박자에서 첫 스텝을 곧바로 하는가?

아뇨. - 각 피겨의 첫 스텝이 음악에서의 두 번째 박자(카운트 2)에 시작된다 할지라도 춤은 이전의 4와 1박자에서 힙이 이미 움직이면서 시작된다. 이것은 일반적으로 옆으로 예비 보를 하거나 4, 1 박자에서 반대 발로 체중을 바꾸면서 이루어지기도 한다.

Q.7 Explain the normal hold and poise used in Rumba

Stand with the feet apart, facing partner, about 15cm (6 inches) apart, with head erect and the body naturally upright, and the shoulders down. The Man's Right hand is placed on the Lady's Left shoulder blade and the Lady's Left arm rests lightly on his Right arm, following the curve of his arm to the shoulder. The Man's Left hand is raised in a gentle curve to the level of the eyes. The Lady's Right hand is placed in the Man's Left hand with her fingers between his thumb and first finger, and the hands are very lightly clasped

Q.7 룸바에서 사용되는 정상 홀드와 자세에 대해 설명하시오.

머리는 똑바로 들고 상체는 자연스럽게 세우고 어깨는 내린 상태에서 남녀가 약 15cm(6인치)정도 떨어져 발을 벌리고 서서 파트너를 마주본다. 남자의 오른손은 여자의 왼쪽 견갑골에 놓고 여자의 왼팔은 남자의 팔에서 어깨로 이어지는 곡선을 따라 남자의 오른팔 위에 가볍게 올려놓는다. 남자의 왼손은 부드러운 곡선을 그리고 올려서 눈높이에 맞춘다. 여자의 오른손 손가락이 남자의 엄지와 검지 사이에 넣은 상태로 잡은 손을 서로 부드럽게 움켜쥔다.

Q.8 Are the feet turned out in the Rumba?

There is a natural turn out of the feet on backward and side steps. The amount of turn out would be approximately 1/16 to 1/8 depending on the dancer's own physique. This turn-out also occurs on a forward step, when the forward movement is checked and followed by a weight change to the back foot. (Example: Step 1 of Closed Basic Movement). On other forward steps the tracking of the moving foot is straighter, and as the weight is taken onto the front foot, the back foot is allowed to turn out naturally

Q.8 룸바에서 발이 턴 아웃 되는가?

뒤로 가는 스텝이나 옆으로 가는 스텝에서는 발이 자연스럽게 턴 아웃을 하게 된다. 턴 아웃의 턴 양은 무용수의 체격에 따라 다르지만 대략 1/16 ~ 1/8정도 된다. 이 턴 아웃은 또 앞으로 가는 스텝에서도 나타난다. 이때는 앞으로 가는 동작을 더 이상 진행하지 않고 멈춘다. 그리고 체중을 뒷발로 옮긴다(예: 클로즈드 베이직 무브먼트 스텝 1). 이외의 앞으로 가는 스텝에서 움직이는 발은 똑바로 놓아야 하며 체중이 앞발에 완전히 실릴 때, 뒷발은 자연스럽게 턴 아웃을 한다.

> ☼ 참고 : 턴 아웃이란?
> 두 발을 옆으로 나란히 할 때를 페러렐(Parallel)이라 하고 이 상태에서 두 발의 발가락이 바깥쪽으로 벌어지면 턴 아웃이라 하며, 안쪽으로 모아지면 턴 인(Turn-in)이라고 한다.

Q.9 What is a foot position?

The position of one foot in relation to the other, when the foot has arrived in position

Q.9 풋 포지션이 무엇인가?

한쪽 발이 어느 지점에 도착했을 때, 나머지 발과의 상대적 위치를 말한다.

> ☼ 참고 : '왼발을 옆으로 놓는다(LF side)' 라는 표현은?
> 풋 포지션에서 왼발을 옆으로 놓는다(LF side)라는 표현은 왼발을 옆으로 움직여 어느 지점에 도착했을 때 오른발을 기준으로 왼발이 오른발 옆에 나란히 있다는 표현이다.

Q.10 **What is the normal** footwork **in Rumba?**
Ball flat on each step

Q.10 룸바에서 정상 풋 워크는 무엇인가?
각 스텝마다 볼 플랫.

Q.11 **When you have taken a** forward step **or a** side step, **which part of the nonsupported foot is used?**
As the weight is taken onto a forward or side step, the heel of the nonsupporting foot will be released, with the inside edge of the ball of the foot in contact with the floor

Q.11 포워드 스텝이나 사이드 스텝을 했을 때, 체중을 지탱하지 않는 발의 어느 부분이 사용되는가?

체중이 포워드 스텝이나 사이드 스텝으로 옮겨질 때, 체중을 지탱하지 않는 발의 볼 안쪽모서리가 마루에 접촉되어 있는 상태로 뒤꿈치를 마루에서 뗀다.

Q.12 What do you understand by the term body position?

This refers to the Lady's position in relation to the Man, for example Closed Position or Left or Right Side Position

Q.12 바디 포지션이란 용어가 무엇인가?

바디 포지션이란 남자에 대한 상대적인 여자의 위치를 말한다. 예를 들면 클로즈드 포지션 또는 라이트나 레프트 사이드 포지션.

Q.13 Explain Right Side Position.

The Lady is on the Man's Right side and they are both facing the same way.

Q.13 라이트 사이드 포지션을 설명하시오.
여자가 남자의 오른쪽 옆에 서서, 둘 다 같은 방향을 보고 있는 자세다.

Q.14 What Basic Movement do you know?
Closed or Open Basic Movement, Basic Movement in Place, and an Alternative Basic Movement

Q.14 어떤 베이직 무브먼트를 알고 있나요?
클로즈드 또는 오픈 베이직 무브먼트, 베이직 무브먼트 인 플레이스, 그리고 얼터너티브 베이직 무브먼트.

Q.15 Dance the Closed Basic Movement as Man
(Show accurately, saying the rhythm as you dance. This would apply to anything you are asked to dance)

Q.15 남자로 베이직 무브먼트를 추시오.
(춤을 출 때에 리듬을 말하면서 정확하게 보여주시오. 춤을 추도록 요구받은 어떤 것에도 이 원칙을 적용시키시오.)

Q.16 **Give the** foot position **of the** Closed Basic Movement **as Man**

(Remember to give the starting body position and try to give the step number or the rhythmic count, for example ; 1- LF forward, 2- Transfer weight to RF, 3 - LF to side and slightly back, 4 - RF back, 5 - Transfer weight to LF, 6 -RF to side. Another example would be to say LF forward(2). Transfer weight to RF(3), LF to side and slightly back(41), and so on. It is entirely a matter of preference whether you give the step number or the count, but most candidates find the rhythmic count easier in Rumba. When you are asked for a technical analysis of any figure, always show very accurately, and do not look round at the Examiner - keep your head in its normal position, but make sure your voice projection is good, so that the Examiner can hear every word. It is unnecessary to give the finishing position if the whole figure has remained in Closed Position throughout. In all figures make sure that you are showing the correct hold and use of arms where necessary. Try to picture where you are in relation to your partner at all times, in order for this to be clear and convincing to your Examiner)

Q.16 클로즈드 베이직 무브먼트 남자의 풋 포지션을 말하시오.

시작 바디 포지션을 말하고 스텝 번호 또는 카운트를 말하는 것을 잊지 마시오. 예를 들면, 스텝 1- 왼발을 앞으로 딛는다, 스텝 2- 오른발로 체중이동. 스텝 3- 왼발을 옆으로 그리고 조금 뒤로 놓는다. 스텝 4- 오른발을 뒤로, 스텝 5- 왼발로 체중 이동, 스텝 6- 오른발을 옆으로 놓는다. 또 다른 예는 왼발을 앞으로 딛는다(2). 오른발로 체중 이동(3). 왼발을 옆으로 그리고 조금 뒤로(4 1). 여러분이 스텝 번호 아니면 카운트로 말하는 것은 자신의 선호에 달려있다. 그러나 대부분의 응시생들은 룸바에서는 카운트가 더 쉽다는 것을 알고 있다. 여러분이 어떤 피겨의 기술적인 분석에 대해 질문을 받게 되면 시험관 쪽을 두리번거리지 말고 정상 홀드를 하고 머리를 들고 시험관이 여러분이 하는 한마디 한마디를 잘 들을 수 있도록 또렷한 목소리로 분명하게 말해야한다. 처음부터 마지막까지 클로즈드 포지션으로 한다면 끝나는 포지션을 말할 필요가 없다. 그리고 모든 피겨에서 필요하다면 정확한 홀드와 팔의 사용을 확실히 보여주시오. 시험관이 분명히 이해하고 신뢰를 가지도록 항상 파트너에 대한 자신의 위치를 그려보도록 노력하시오.

Q.17 What is the difference between transferring the weight and replacing the weight?

The word transfer denotes a step which has remained with pressure on the floor at the end of the preceding step. The word replace denotes a step where pressure is released from the floor at the end of the preceding step

Q.17 체중을 트랜스퍼하는 것과 리플레스하는 것의 차이점은 무엇인가?

트랜스퍼는 이전 스텝의 마지막에 마루를 누르고 있는 압력을 유지하는 스텝을 말한다. 리플레스는 이전 스텝의 마지막에 마루로부터 압력을 떼어 놓는 스텝을 말한다.

> ☼ 참고
> Transfer Weight 트랜스퍼 웨이트는 체중 이동이라고 번역하고 Replace Weight 리플레스 웨이트는 체중을 리플레스한다로 번역한다.

Q.18 How much turn is made on the Closed Basic Movement?

An 1/8 on the Left over steps 2 and 3, and an 1/8 th the Left over steps 5 and 6, making a 1/4 turn overall

Q.18 클로즈드 베이직 무브먼트에서 턴 양은 얼마 인가?

스텝 2-3에서 왼쪽으로 1/8턴, 스텝 5-6에서 왼쪽으로 1/8턴을 해서 전체적으로 1/4턴을 한다.

Q.19 Could more turn be made on the Closed Basic Movement?

Yes- up to 1/4 turn to Left may be made over 2 and 3, and 5 and 6, making a maximum of 1/2 turn overall

Q.19 클로즈드 베이직 무브먼트에서 더 많은 턴을 할 수 있는가?

네. - 스텝 2-3에서 왼쪽으로 1/4턴, 스텝5-6에서 왼쪽으로 1/4턴까지 전체적으로 최대한 1/2턴을 할 수 있다.

Q.20　Is it necessary to turn on the Closed Basic Movement?

No - Beginner and below Bronze Medal candidates often find it easier to make no turn on the Closed Basic Movement, in which case step 3 for the Man and 6 for the Lady would be to the side

Q.20　클로즈드 베이직 무브먼트에서 반드시 턴이 필요한가?

아뇨. - 초보자나 브론즈 메달 이하의 수험생들은 클로즈드 베이직 무브먼트에서 턴을 하지 않는 것이 더 쉽다는 것을 알게 된다. 이 경우에 남자 스텝 3의 경우와 여자 스텝 6에서 사이드로 할 수 있다.

> ☼ 참고 : 브론즈 메달이란?
> ISTD에선 태권도의 승급시험처럼 **메달테스트**를 한다. 메달테스트 단계는 브론즈-실버-골드가 있다.

Q.21　Is there an alternative finishing position for the Closed Basic Movement?

Yes - The Closed Basic Movement may be ended in Open CPP, the Man turning 1/8 to the Right, and Lady 1/8 to the Left on the last step. The Man releases hold with his Right hand

Q.21 클로즈드 베이직 무브먼트에서 변형 마무리 포지션이 있는가?

네. - 클로즈드 베이직 무브먼트는 마지막 스텝에서 남자는 오른쪽으로 1/8턴을 하고 여자는 왼쪽으로 1/8을 하면서 오픈 카운터 프롬나드 포지션으로 끝날 수 있다. 이 때, 남자는 오른손 홀드를 놓는다.

☼ **참고 : 얼터네이티브란?**

정상적(Normal)인 자세나 동작을 다른 변형된 방법으로 하는 것을 말한다. 보통 **베리에이션**이라고도 하며, 우리말로 **변형**이라고 번역한다.

Q.22 What is the Alternative Basic Movement?

It is a step where, if for example we started with the weight on the RF, close LF to RF (count 2), transfer weight to RF (count 3), LF to side (count 4 1). It can be danced with either foot in place of the Closed Basic Movement

Q.22 얼터네이티브 베이직 무브먼트는 무엇인가?

오른발에 체중을 두고 시작한다. 왼발을 오른발에 모은다(카운트 2). 체중을 오른발로 이동한다(카운트

3). 왼발을 옆으로 놓는다(카운트 4 1). 클로즈드 베이직 무브먼트 대신에 어느 발로든지 출 수 있다.

Q.23 **How would use it?**

I could use, for example, a Closed Basic Movement and then dance on Alternative Basic Movement, starting with the LF and an Alternative Basic Movement starting with RF, Lady dancing the normal opposite. (L&F) : A more advanced way of dancing this figure would be to close LF to RF without weight, but with pressure on count 2, hold the position with weight on RF (count 3), and then LF to side (count 4 1). This could also be commenced with the other foot. The hip motion is very slight on 1 and 2, and footwork on 2 is flat, the Lady dancing normal opposite. The Man may dance the LF Alternative Basic, either method, in place of the first three steps of any figure commenced in Open Position or Fan Position, while leading the Lady to dance her normal first three step of this figure. When commenced in Fan Position, step 3 will be very small, to maintain the correct position in relation to the Lady on whatever figure is being danced. Also when he dances a LF Alternative Basic from Open Position as a precede to the Natural Top, he will turn slightly to the Right on 3. When the figure is danced by the Man only, the Lady will dance Close Forward, RF LF RF.

Q.23 얼터네이티브 베이직 무브먼트를 어떻게 사용하는가?

예를 들면, 클로즈드 베이직 무브먼트를 하고 나서, 왼발로 시작하는 얼터네이티브 베이직 무브먼트를 하고, 다시 오른발로 시작하는 얼터네이티브 베이직 무브먼트를 출 수 있다. 여자는 남자와 반대로 춘다. (L&F) : 이 피겨의 좀 더 발전된 방법은 체중 없이 왼발을 오른발에 모으는 것이다. 그러나 카운트 2에 마루를 누르면서 카운트 3에 오른발에 체중을 두고 그 자세를 계속 유지한다. 그리고 그 다음 카운트 4.1에 왼발을 옆으로 한다. 오른발도 왼발과 같은 방법으로 한다. 힙의 움직임은 스텝 1-2에서 아주 약하고 스텝 2에서 풋워크는 플랫이다. 여자는 남자와 반대로 춘다. 남자는 오픈 포지션에서 혹은 팬 포지션에서 시작된 어떤 피겨라도 처음 쓰리 스텝 대신에 왼발 얼터네이티브 베이직을 할 수 있다. 팬 포지션에서 시작할 때, 스텝 3는 어떤 피겨를 추든지 여자에 대해 올바른 위치를 유지하기 위해서 아주 작게 해야 한다. 또한 내츄럴 탑의 선행 피겨로 오픈 포지션에서 왼발 얼터네이티브 베이직 무브먼트를 출 때, 남자는 스텝 3에서 오른쪽으로 약간 돈다. 남자만 출 때, 여자는 클로스 포워드(오른발, 왼발, 오른발)를 춘다.

> ☼ 참고 : **(L&F) 란?**
> 라이센시에이트와 펠로우를 말한다. ISTD(영국황실무용교육협회)에서 프로댄스교사의 등급을 Student-teacher, Associate, Licentiate, Fellow로 나누고 각 등급별 교육내용과 시험수준을 달리 하고 있다.

Q.24 **When dancing the** Alternative Basic **facing partner in** Closed Position, **what holds may be used?**

You could use hold, Left to Right Hand Hold, or they could be danced without hold. (All levels)

Q.24 **클로즈드 포지션에서 파트너를 마주보고 얼터네이티브 베이직을 출 때, 어떤 홀드가 사용되는가?**

왼손-오른손 홀드를 할 수도 있고, 홀드를 하지 않을 수도 있다.(모든 등급에서)

Q.25 **What is** Cucuracha?

Itogether, and either foot is placed into any Open Position with part weight; then weight is transferred to the other foot and the moving foot will close. (The Side Cucaracha is the only one necessary for the Student Examination)

Q.25 쿠카라차가 무엇인가?
　　어느 한쪽 발이 파트 웨이트로 오픈 포지션을 한다. ; 그 다음 남은 발에 전체 체중을 이동시킨 후 움직인 발을 모으고, 두 발을 함께 모은 상태로 끝내는 일련의 쓰리 스텝이다. (사이드 쿠카라차는 스튜던트-티쳐 시험에서만 필요하다.)

Q.26 Is normal hip action used on the Cucurachas?
　　Hip action is used, but the hips should not move beyond the leg line as only part weight is taken onto this step
(A. L&F : a lateral hip movement may be used on the Side Cucurachas)

Q.26 쿠카라차에 정상 힙 동작이 사용되는가?
　　힙 동작이 사용되지만, 파트웨이트가 실리는 스텝에서는 힙이 다리 선을 넘지 않아야 한다.
(A. L&F : 사이드 쿠카라차에서는 레터럴 힙 무브먼트가 사용된다.)

Q.27 Which position do you achieve when you wish to follow with the New York to LSP?
Open Counter Promenade Position

Q.27 뉴욕 투 레프트 사이드 포지션을 후행피겨로 출려고 할 때, 어떤 자세를 만들어야 하나?
오픈 카운터 프롬나드 포지션.

Q.28 What is Open CPP?
A position where the Lady is on Man's Left side with the Man's Left side and Lady's right side towards each other, slightly apart. The opposite side of the body is turned outwards to form a V-shape. Man's Left hand and Lady's Right hand are joined

Q.28 오픈 카운터 프롬나드 포지션은 무엇인가?
남자의 왼쪽 옆구리와 여자의 오른쪽 옆구리가 약간 떨어져 서로 마주보는 상태로 여자가 남자의 왼쪽에 있는 자세다. 몸의 반대편은 바깥쪽으로 벌어져 V자 모양이 된다. 이때 남자의 왼손으로 여자의 오른손을 잡는다.

Q.29 How do you get into that position?
(There are several methods - the example given is possibly the easiest for the Student to explain). Dance a Closed Basic Movement turning 1/8 to Right and turning Lady 1/8 to Left on step 6, releasing hold with Right hand (A, L&F have several options all listed in the precedes to this figure)

Q.29   어떻게 이 자세로 들어가는가?
       (몇 가지 방법이 있다. 다음의 예는 스튜던트-티처가 가장 설명하기 쉬운 방법이다.) 스텝 6에서 오른손 홀드를 놓고 오른쪽으로 1/8턴을 하고 여자를 왼쪽으로 1/8턴을 시키면서 클로즈드 베이직 무브먼트를 춘다.(A, L&F의 수준에선 선행 피겨의 몇 가지 선택사항이 있다.)

Q.30   **What do you understand by** Left Side Position?
       It is a position where the Lady is on the Man's Left Side, both Man and Lady facing the same way

Q.30   레프트 사이드 포지션은 무엇인가?
       여자가 남자의 왼쪽에 서 있는 자세다. 이 때, 남자 여자 둘 다 같은 방향을 본다.

Q.31   **How much turn is made over steps 2 and 3 of the** New York to LSP?
3/8 to L (Lady 3/8 to R) when ended in Open PP, or a 1/4 if ended facing partner

Q.31 뉴욕 투 레프트 사이드 포지션의 스텝 2와 3에서 턴 양은 얼마인가?

오픈 프롬나드 자세로 끝날 때는 왼쪽으로 3/8턴(여자는 오른쪽으로 3/8턴). 만약 파트너를 마주보면서 끝나면 1/4턴.

Q.32 Dance the New York three times (to LSP, to RSP, and LSP), then a Spot or Switch Turn to Left (Lady to R)

(Remember to count the rhythm and dance with accuracy and a good use of arms, convincing your Examiner you have a partner)

Q.32 뉴욕을 세 번(왼쪽, 오른쪽, 왼쪽) 하고 난 다음에 왼쪽 스팟 턴이나 스위치 턴을 추시오.(여자는 오른쪽으로)

(여러분이 파트너와 춤을 추고 있다는 것을 시험관이 확인하도록 팔을 잘 사용하고 리듬을 카운트 하면서 정확하게 춤을 추는 것 잊지 마시오.)

Q.33 What is a Spot Turn?

A Spot Turn is three Forward Walks danced solo by Man or Lady, circling either to the Left or the Right. When turning to the Left commence with the RF, when turning to the Right commence with the LF. The last step may commence forward and end to the side, where the distance between the couple does not allow space for a forward step. If preferred when turning Left the ball of LF may remain in place, while turn is made around the foot; likewise the ball of RF may remian in place when turning Right. The Spot Turns may also be danced as Switch Turns

Q.33 스팟 턴이 무엇인가?

　　스팟 턴은 남자나 여자가 혼자 왼쪽이나 혹은 오른쪽으로 돌면서 세 번 앞으로 걷는 피겨다. 왼쪽으로 턴을 할 때는 오른발로 시작하고, 오른쪽으로 돌 때는 왼발로 시작한다. 상대방과의 거리가 앞으로 발을 내딛을 공간을 허락하지 않는다면 마지막 스텝은 앞으로 시작해서 옆으로 끝날 수도 있다. 자신이 선호한다면 왼쪽으로 턴을 할 때, 턴을 하는 동안 왼발 볼을 움직이지 않고 제자리에 둘 수 있다. 마찬가지로 오른쪽으로 돌 때는 오른발 볼을 제자리에 둔다. 스팟 턴을 스위치 턴처럼 춰도 된다.

Q.34　**Give the Foot Positions and the amount of turn on a Switch Turn of Left**

RF forward in line with LF making 1/4 turn to Left, then turn to end with RF back having made a further 1/2. Transfer weight to LF and then RF to side, having made a 1/4 turn to Left over 2 and 3. (Remember to demonstrate this while you are giving your explanation)

Q.34　**왼쪽 스위치 턴을 할 때, 풋 포지션과 턴 양을 말하시오.**

왼발의 일직선상에 오른발을 앞으로 내디디면서 왼쪽으로 1/4턴을 한다. 그 다음 1/2를 더 돈 후에 오른발을 뒤로 놓은 상태에서 끝낸다. 스텝 2-3에서 체중을 왼발로 옮기고 나서 왼쪽으로 1/4턴을 한 후에 오른발을 옆으로 놓는다. (턴 양을 설명하면서 동시에 동작을 보여주는 것을 잊지 마시오.)

Q.35　**Do you always make a complete turn on a Spot or Switch Turn?**

No - 7/8 may be made when commenced in Open Promenade or Open Counter Promenade Position, and ended facing Partner, or when commenced facing Partner and ended in Open Promenade or

Open Counter Promenade Position. 3/4 turn is made when commenced in Open Promenade Position and ended in Open Counter Promenade Position and vice versa, or when commenced in Right or Left Side Position and ended facing Partner.

Q.35 스팟 턴이나 스위치 턴을 할 때, 언제나 완전하게 한 바퀴를 도는가?

아뇨- 오픈 프롬나드나 오픈 카운트 프롬나드 포지션, 혹은 파트너를 마주보고 시작해서 오픈 프롬나드나 오픈 카운트 프롬나드 포지션으로 끝날 때는 7/8턴을 한다. 오픈 프롬나드 포지션로 시작해서 오픈 카운트 프롬나드 포지션으로 끝날 때 혹은 그 반대일 경우, 또는 라이트 사이드 포지션이나 레프트 사이드 포지션으로 시작해서 파트너를 마주 볼 경우에도 3/4 턴을 한다.

Q.36 What does the Man dance when leading the Lady into an Underarm Turn to Left?

A Left Foot Alternative Basic Movement. From Open Counter Promenade Position he would dance 1-3 of the Closed Basic Movement taking the first step towards the Lady's Left side and turning 1/8 to Left over steps 2 and 3.

Q.36 남자가 여자를 리드해서 남자의 팔 밑에서 왼쪽으로 돌릴 때, 남자는 어떤 춤을 추는가?

왼발 얼터네이티브 베이직 무브먼트를 한다. 오픈 카운트 프롬나드 포지션에서 시작하면 남자는 첫 발을 여자의 왼쪽 옆으로 하면서 클로즈드 베이직 무브먼트의 스텝 1-3을 한다. 스텝 2-3에서 왼쪽으로 1/8턴을 한다.

Q.37 What does the Man dance when leading the Lady into her Underarm Turn to Right?

A Right Foot Alternative Basic Movement or 4-6 of Closed Basic without turn

Q.37 여자가 남자의 팔 밑에서 오른쪽으로 턴을 하도록 리드할 때, 남자는 어떤 피겨를 하는가?

오른발 얼터네이티브 베이직 무브먼트나 턴 없이 클로즈드 베이직 스텝 4-6을 할 수 있다.

Q.38 As Man, dance the Closed Basic Movement followed by a Left Side Shoulder to Shoulder

(Dance carefully, remembering to turn 1/8 to Right on the last step of the Closed Basic and taking it to the side and slightly forward)

Q.38 남자로 클로즈드 베이직 무브먼트를 한 후,
레프트 사이드 숄더 투 숄더를 추시오.
(클로즈드 베이직의 마지막 스텝에서 오른쪽으로 1/8턴을 하고, 발을 옆으로 그리고 조금 앞으로 놓는 것을 잊지 말고 주의 깊게 춤을 추시오.)

Q.39 Give a precede and a follow to the Hand to Hand to Right Side Position
(Remember there are several Precedes and Follows; the Student is only required to know 1, the Associate 2, and Licentiate and Fellows 3, where applicable. Choose one of your own preference, bearing in mind that you may be asked to demonstrate the amalgamation you have chosen. An example for Student could be a Closed Basic as the Precede, and a Hand to Left Side Position as a Follow

Q.39 핸드 투 핸드 투 라이트 사이드 포지션의
선행과 후행 피겨를 말 하시오.
(몇 가지의 선행과 후행 피겨가 있다는 것을 잊지 마시오. 스튜던트 응시생은 피겨 1개, 어소시에이트 응시생은 2개, 라이센시에이트와 펠로우 응시생은 3개를 알고 있어야만 한다. 선택한 아말가메이션을 보여주도록 요

구받을 수도 있다는 것을 염두에 두면서 자신이 좋아하는 것 중 하나를 선택하시오. 스튜던트을 위한 예를 하나 들면, 선행 동작으로는 클로즈드 베이직이 있고, 후행 동작으로는 핸드 투 레프트 사이드 포지션이 있다.

Q.40 When do you actually commence the Turn for step 1 of the Hand to Hand?
Towards the end of the previous beat of music

Q.40 핸드 투 핸드의 스텝 1에서 실제로 언제 턴을 시작하는가?
이전 동작의 마지막 박자의 끝에서.

Q.41 Step 3 of the Hand to Hand is taken to the side. Is there another way of dancing this step?
Yes - it may be danced as a forward step and then turned to end to the side facing partner. (L&F : In the more advanced form, step 3 may be taken forward in line with the other foot, then turn 1/2 to end with the foot back in Left or Right Side Position)

Q.41 핸드 투 핸드의 스텝 3는 옆으로 할 수 있다. 다른 방법이 있는가?

네 - 포워드 스텝을 한다. 그 다음 턴을 하여 파트너를 마주 보면서 옆으로 끝낸다. (L&F : 좀 더 고급 형태로, 스텝 3에서 한 발을 다른 발의 일직선상에 앞으로 내딛은 후 1/2턴을 하여 발을 뒤로 놓고 레프트 사이드 포지션이나 라이트 사이드 포지션으로 끝낸다.)

Q.42 Is there an alternative hold for the Hand to Hand?

Yes - It may be commenced with the Normal Hold, then Man will allow his Right hand to slide a little further around the Lady's back on step 1, releasing hold with Left hand. The Lady will slide her Left hand naturally across the Man's shoulder. When following with Hand to Hand to Left Side Position Man places his Left hand on Lady's back, releasing Right hand hold at the end of 3, while Lady rests Right hand lightly across Man's Left shoulder. Man's hand on Lady's back is just below her shoulder blade

Q.42 핸드 투 핸드에서 변형 홀드 방법이 있는가?

네- 정상 홀드로 시작한다. 그 다음 남자가 스텝 1에서 왼손 홀드를 풀면서 오른손을 여자의 등으로 좀 더 미끄러져 들어가도록 한다. 여자는 왼손을 자연스럽게 남자의 어깨를 가로질러 미끄러진다. 계속 왼쪽 핸드 투 핸드를 할 때 남자는 자신의 왼손을 여자의 등에 두고, 스텝 3의 끝에 오른손 홀드를 푼다. 이때, 여자는 남자의 왼쪽 어깨를 가로질러 가볍게 오른손을 올려놓는다. 여자의 등에 있는 남자의 손은 여자 어깨의 견갑골 바로 아래에 있어야 한다.

Q.43 In which position do you dance the Forward or Backward Progressive Walks?

In Closed Position (A & L : In Open Position, or they may be danced forward in Left or Right Side Position ; F : In Right Shadow Position)

Q.43 어떤 자세에서 포워드 혹은 백워드 프로그레시브 워크를 출 수 있는가?

클로즈드 포지션에서. (A & L : 오픈 포지션에서 혹은 레프트 혹은 라이트 사이드 포지션에서 포워드로 출 수 있다. ; F : 라이트 쉐도우 포지션에서)

Q.44 How many ways do you know of dancing the Side Step?

There are four ways of dancing the Side Step, namely, Side Step to Left starting with LF and Side Step to Left starting with RF, Side Step to Right starting with RF and Side Step to Right starting with LF

Q.44 사이드 스텝을 출 수 있는 방법은 몇 가지가 있는가?

사이드 스텝을 출 수 있는 네 가지 방법이 있다. 즉, 왼발로 시작하는 왼쪽 사이드 스텝, 오른발로 시작하는 왼쪽 사이드 스텝, 오른발로 시작하는 오른쪽 사이드 스텝, 왼발로 시작하는 오른쪽 사이드 스텝이 있다.

Q.45 Which Holds may you use when dancing the Side Step?

Normal Hold or Left to Right Hand Hold (all levels)

Q.45 사이드 스텝을 출 때, 어떤 홀드가 사용되는가?

정상 홀드나 레프트-라이트 핸드 홀드(모든 수준에서)

Q.46 May turn be made when dancing the Side Step?

Yes - it may be curved to the Left or Right

Q.46 사이드 스텝을 할 때 턴을 할 수 있는가?

예.- 왼쪽 혹은 오른쪽으로 곡선을 그릴 수도 있다.

Q.47 As Man, dance a Closed Basic Movement followed by the Side Step to Left when it is commenced with the LF

(Again show accurately, remembering to give the rhythm as you dance. Also remember on the last step of the Closed Basic, brush Left Foot to RF on count 1)

Q.47 남자로 클로즈드 베이직 무브먼트를 한 후 왼발로 시작하는 왼쪽 사이드 스텝을 추시오.

(춤 출 때 카운트를 하는 것을 잊지 말고 동작을 정확하게 보여주시오. 또한 클로즈드 베이직의 마지막 스텝 (카운트 1)에서 왼발을 오른발에 스치는 것을 잊지 마시오.)

Q.48　What is the Cuban Rock?
　　A group of three weight changes commenced with feet apart (F: a Syncopated Cuban Rock is a group of four weight changes counted 2&3 4 1)

Q.48　큐반 록이 무엇인가?
　　두 발을 벌린 상태에서 체중 변화를 연이어 세 번하는 것을 말한다.(F: 신코페이트 큐반 록은 2&3 4 1 으로 카운트를 하면서 연이은 네 번의 체중 변화를 한다.)

☼ 참고 : **록(Rock)과 락(Lock)의 구별은?**
록은 '흔들다'의 뜻으로 앞뒤나 좌우로 흔드는 동작을 나타내고 락은 '잠그다'의 뜻으로 두 무릎을 서로 끼게 하는 동작을 말한다.

Q.49　How would you incorporate the Cuban Rocks into your dance?
I could dance a Closed Basic Movement, a Left Foot Cuban Rock followed by a Right Foot Cuban Rock, then continue into another Closed Basic Movement, or the Man or Lady could dance a Closed Rock while the partner danced a Solo or Switch Turn. (L&F : It could also be danced in Left Side Position

as part of ending 1 to the Aida)
(Again show accurately, remembering to give the rhythm as you dance)

Q.49 큐반 록을 춤에 어떻게 사용할 것인가?

클로즈드 베이직 무브먼트, 왼발 큐반 록 추고 이어서 오른발 큐반 록을 춘 다음, 계속 클로즈드 베이직 무브먼트를 한 번 더 춘다. 혹은 파트너가 솔로 턴 또는 스위치 턴을 추는 동안 남자 또는 여자는 클로즈드 록을 출 수도 있다. (L&F : 아이다의 엔딩1의 한 부분으로 레프트 사이드 포지션에서 출 수도 있다.) (역동적으로 보이기 위해서는, 춤을 추듯이 리듬을 기억하라)

Q.50 What footwork is used on the Cuban Rock?
Each step is flat

Q.50 큐반 록에서 사용되는 풋 워크는 어떤 것인가?
매 스텝마다 플랫이다.

Q.51 Which holds may be used when dancing the Cuban Rocks?
Normal Hold, Left to Right Hand Hold, or they may be danced without hold (all levels)

Q.51 큐반 록을 출 때, 어떤 홀드가 사용되는가?
정상 홀드, 왼손-오른손 홀드, 혹은 홀드를 하지 않고도 출 수도 있다 (모든 수준에서)

제 2 장 ASSOCIATE
어소시에이트

Q.52 **You have taught your class the Closed Basic Movement in Rumba and they are now ready** to try this to music with a partner. Will you explain how you prepare them and then count them in to the music.

(This type of question is generally asked following the practical section of the examination and while the DJ is still in the room. There are many ways of answering the question and candidates should give their own preferred method). The method given here is an example)

I would ask all the Men to stand in line facing the wall with their partners facing them, and then take up their normal dance position and hold. Now I would ask them to stand with their feet a little apart, the Man with weight on his LF, the Lady with weight on RF. I will tell them, after I have counted to 4 they will transfer their weight to the other foot as I count 1, and then the Man will be ready to step forward on his LF, and the Lady back on her RF into the Closed Basic Movement. (The DJ will then put on the music and the candidate; when ready, will count 123 4 1, making the voice projection is good and accentuating with the voice the counts of 4 1, to encourage the class to start dancing with confidence. The counting should continue until the Examiner indicates that he or she is satisfied)

Q.52 당신은 학생들에게 룸바의 클로즈드 베이직 무브먼트를 가르쳤고 그들은 이제 파트너와 함께 음악에 맞춰 춤 출 준비가 되어있다. 그들이 어떤 준비를 해야 하고, 음악에 맞춰 카운트를 어떻게 세야 하는지를 설명하시오?

(일반적으로 이런 형태의 질문은 DJ가 여전히 시험장에 있는 동안에 시험의 응용부분에서 나온다. 이런 질문에 대한 대답은 여러 가지가 있을 수 있다. 응시자는 자신이 좋아하는 방법을 보여주면 된다. 다음 방법이 예이다.)

남자들에게 자신의 파트너와 마주 보는 상태로 벽을 보고 한 줄로 서도록 한다. 그 다음 정상 댄스 포지션과 홀드를 하도록 한다. 그리고 발을 약간 벌리고 남자들은 왼발에 체중을 여자는 오른발에 체중을 두도록 한다. 학생들에게 내가 카운트 4를 한 후 카운트 1에 남자는 체중을 오른발에 여자는 왼발에 옮기고 남자는 왼발을 앞으로 여자는 오른발을 뒤로 할 준비를 하여 클로즈드 베이직 무브먼트로 들어간다.

(DJ는 음악을 튼다. 그리고 준비가 될 때 응시자는 목소리를 분명하게 하면서 1 2 3 4 1을 카운트한다. 이때 학생들이 자신감을 가지고 춤을 시작하도록 용기를 주

기위해 4 1을 셀 때는 목소리에 악센트를 준다. 시험관이 만족스러움을 나타낼 때 까지 카운팅을 계속해야 한다.)

> ☼ 잠깐, DJ란?
> 시험장에서 음악을 담당하는 시험보조원.

Q.53 **You have already given a simple definition of the** hip movement used in Rumba. **Can you give other definitions and their uses?**

(a) Settling - the body weight settled over a straight standing leg which commences the hip movement, used to commence movement of the body weight

(b) Lateral - the hips move to Left or Right with minimal rotation. This could be used on figures such as the Cucuracha and Side Cuban Rocks

(c) Rotational - the hips rotate around the vertical line of the spinal column. This occurs in varying degrees throughout the dance.

(d) Twisting - an action where the turn commences in the hips only. used by the Lady in a Closed Hip Twist

Q.53 룸바에서 사용되는 힙 무브먼트에 대해 이미 간단한 정의를 내렸다. 다른 정의와 그것들의 사용법에 대해 말하시오.

(a) 세틀링 - 체중이 무릎을 펴고 서있는 다리에 실리는 것을 말한다. 체중이 실리면 힙 동작이 시작된다.

(b) 래트럴 - 최소한의 로테이션을 하면서 힙을 좌우로 움직이는 것을 말한다. 이것은 쿠카라차나 사이드 큐반 록과 같은 피겨에서 사용된다.

(c) 로테이션 - 힙이 척추의 수직선을 중심으로 회전하는 것이다. 춤을 출 때 힙의 회전 정도는 다양하게 변한다.

(d) 트위스팅 - 오직 힙에서만 턴이 시작되는 동작이다. 클로즈드 힙 트위스트에서 여자가 사용하는 동작이다.

Q.54 Name the different types of Walks used in Rumba

Forward Walks ; Backward Walks ; Pressed Forward Walk ; Pressed Backward Walk ; Extended Forward Walk.(Be prepared to describe any or all of the Walks in detail, as described in your Technique Book, and remember to demonstrate as you explain in the Walk)

Q.54 룸바에서 사용되는 다른 형태의 워크에 대해 말하시오.

포워드 워크, 백워드 워크, 프레스트 포워드 워크, 프레스트 백워드 워크, 익스텐디드 포워드 워크. (교과서에서 설명하고 있는 것처럼 모든 워크를 자세히 설명할 수 있도록 준비하시오. 그리고 워크에 대해 설명할 때 동작을 보여주는 것을 잊지 마시오.)

Q.55 What differences occur when the Forward Walk is followed by the weight transference back?

The toe of front foot is turned out ; the body is not committed to continue to move forward after the step is placed; the back knee is flexed and veers towards the front knee, causing no additional turn-out of the back foot ; end with pressure on ball of back foot. (An example would be: Man's step 1 of a Closed Basic Movement)

Q.55 포워드 워크에서 더 이상 앞으로 진행하지 않고 체중을 뒤로 옮길 때 어떤 변화가 일어나는가?

앞발의 토를 턴 아웃 하고 ; 스텝을 놓은 후 상체는 계속 앞으로 움직이지 않는다 ; 뒷무릎은 조금 구부리고 앞무릎 쪽으로 붙인다. 이 때 뒷발은 턴 아웃은 하지 않고 ; 뒷발의 볼로 마루를 누른다. (클로즈드 베이직 무브먼트의 남자 스텝 1이 이것의 예이다.)

Q.56 Where does the Lady use the Pressed Forward Walk?

The Lady uses a Pressed Forward Walk on step 3 of a Closed Hip Twist. (F: Lady also uses a Pressed Forward Walk on step 9 of the Three Alemanas, and step 3 of the Advanced Hip Twist)

Q.56 여자는 프레스드 포워드 워크를 어디에서 사용하는가?

클로즈드 힙 트위스트의 스텝 3에서 프레스드 포워드 워크를 사용한다. (F: 쓰리 알레마나의 여자 스텝 9과 어드밴스트 힙 트위스트의 스텝 3에서 사용한다.)

Q.57 What is the difference between the Pressed Forward Walk and the Extended Forward Walk?

The Pressed Forward Walk is placed forward on the ball of the foot with part weight and the knee flexed. The Extended Forward Walk is pointed forward without weight on the outside edge of the toe and the knee is straight

Q.57 프레스트 포워드 워크와 익스텐디드 포워드 워크의 차이점은 무엇인가?

프레스트 포워드 워크는 발을 앞으로 딛는다. 이 때, 무릎은 약간 구부리고 파트웨이트 상태에서 볼로 마루를 누른다. 익스텐디드 포워드 워크는 발을 포인트 한다. 이 때, 무릎을 펴고 체중 없이 토의 바깥 모서리로 마루를 누른다.

Q.58 Where is the Extended Forward Walk used?
It is used as an alternative to step 4 of the Alemana and 3-6 of the Opening Out to Right and Left. (L: As an alternative to the step 3 of the Spiral)

Q.58 익스텐디드 포워드 워크는 어디에서 사용되는가?
알레마나 스텝 4와 오프닝 아웃 투 라이트 앤 레프트 스텝 3-6의 변형동작으로 사용된다. (L: 스파이럴의 스텝 3의 변형동작으로도 사용된다.)

Q.59 Describe the Fan as Man
(There are several ways of describing the figure which are quite acceptable. The method explained below usually proves to be clear and practical. Remember to mention everything from the

Chart in the Technique Book, then the Foot Position, Lead if any, and Turn if any, then take the step and give the rhythm. Give the Finishing Position at the very end of the figure, but this is unnecessary if the figure remains in Closed or Contact Position throughout.

The following is an example of a description of the Fan) - Say - "Commence in Closed Position" (Take this position whilst speaking). Say - "Dance 1-3 of the Closed Basic Movement" (now dance these steps saying the rhythm at the same time, 2.3.41). Say - " RF back" (now show the step and at the same give the rhythm, 2). Say - "Transfer weight to LF, leading Lady back and releasing hold with Right hand" (now show the step and give the rhythm 41). Say - "Now in Fan Position" (Hold the position for a moment until the Examiner has said thank you, as he or she may wish to ask you a follow from that position). Again ensure that the solo demonstration is accurate and rhythmic with a convincing and rhythmic use of arms. Present a clear and pleasing picture to the Examiner.

Note *It is unnecessary to give a detailed description of the lead. If the Examiner wishes to know the detail he or she will ask this as a separate question*

Q.59 남자로 팬을 설명하시오.

(이 피겨를 설명하는데 받아들일 수 있는 몇 가지 방법이 있다. 아래에 설명하는 방법이 분명하고 실질적인 방법이다. 교과서의 차트에 있는 모든 것과 풋 포지션을 언급하고, 리드가 있다면 리드를 하고, 턴이 있다면 턴을 하면서 스텝을 하고 카운트를 하는 것 잊지 마시오. 그리고 피겨의 마지막에서 마무리 포지션을 말하시오. 그러나 처음부터 끝까지 클로즈드 포지션이나 콘택트 포지션으로 지속된다면 언급할 필요가 없다.)

다음은 팬을 설명하는 방법 중 한 예다.
"클로즈드 포지션으로 시작한다."라고 말하라(말하면서 이 포지션을 취한다) "클로즈드 베이직 무브먼트의 스텝 1-3을 한다."라고 말하라.(이 스텝을 하면서 동시에 카운트 2,3,41을 한다.) 다음 "오른발을 뒤로"라고 말하라. (스텝을 실제 보여주고 나서 카운트 2라고 말한다.) "오른손 홀드를 풀고 여자를 뒤로 움직이도록 리드하면서 왼발로 체중 이동."(스텝을 실제로 보여주고 나서 카운트 4.1이라고 말한다.) "이제 팬 포지션을 취한다."라고 말하라.(시험관이 "고맙습니다."라고 말하거나 그 동작 뒤에 올 후행 동작을 보여 달라고 말할 때까지 그 자세를 잠시 동안 유지하라.) 다시 한 번 확실히 해야 할 것은 혼자서 동작을 보여 줄 때는 팔의 리듬믹한 사용과 정확한 박자와 자신감을 보여줘야 한다. 시험관에게 분명하고 명쾌한 모습을 보여줘라.

주의 리드를 세밀하게 설명할 필요는 없다. 만약 시험관이 세밀한 것을 알고 싶어 한다면 이 동작에 대해 따로 질문을 할 것이다.

Q.60 How much turn is made on the Fan by Man and Lady

Man and Lady make 1/8 to Left over steps 2 & 3. Man makes no further turn while Lady makes 1/8 to Left on 5 and 1/8 on 6

Q.60 팬에서 남자와 여자의 턴 양은 얼마인가?

남자와 여자는 스텝 2-3에서 왼쪽으로 1/8턴을 한다. 남자는 여자가 스텝 5에서 왼쪽으로 1/8턴, 스텝 6에서 1/8턴을 하는 동안 더 이상 턴을 하지 않는다.

Q.61 Can more turn be made on this figure?

Yes - as the pupils become more advanced the Man could make 1/4 turn to Left over steps 2&3 and 1/8 over steps 5 and 6, 3/8 overall. The Lady could make 1/4 to Left over steps 2&3 and 2/8 over 5 and 6, 5/8 overall

Q.61 이 피겨에서 좀 더 턴을 할 수 있는가?

　　　네 - 학생이 좀 더 고급단계로 올라가게 되면, 남자는 스텝 2와 3에서 왼쪽으로 1/4턴을, 스텝 5와 6에서 1/8턴을 돌아 전체적으로 3/8턴을 돌 수 있다. 여자는 스텝 2와 3에서 왼쪽으로 1/4턴을 돌고 스텝 5와 6에서 2/8턴을 돌아 전체적으로 5/8턴을 한다.

Q.62 How do you lead the Lady to dance 4-6 of Fan?

On 4 the Left arm is lowered to waist level, increasing the tone in Left arm and releasing hold with Right hand, then slightly extend the Left arm on 6, keeping the Left hand still

Q.62 남자는 팬의 여자 스텝 4-6을 어떻게 리드할 것인가?

스텝 4에서 왼팔을 허리선까지 내리고 왼팔에 톤을 증가시키면서 오른손 홀드를 푼다. 그 다음 스텝 6에서 왼손을 움직이지 않도록 하면서 왼팔을 약간 뻗는다.

☼ 참고 : 톤(tone)이란?

팔의 근육을 진장시켜 그 힘이 자신의 팔을 타고 상대방의 팔에 전달되는 것을 말한다. 흔히 텐션(tension)이라고 한다.

Q.63 Explain the Fan Position in detail
 The Lady is at a 90° angle on Man's Left side, on an imaginary line about 15cm(6") in front of him. Left hand is holding Lady's Right hand ; Man's feet are apart with weight on RF and Lady has her LF back, weight on LF

Q.63 팬 포지션에 대해 자세하게 설명하시오
 여자는 남자의 왼쪽 옆에서 남자 앞에서부터 약 15센티(6인치) 떨어진 가상의 선상에서 남자와 90도 각도로 서 있다. 남자는 왼손으로 여자의 오른손을 잡고 ; 발은 벌리고 오른발에 체중을 싣는다. 여자는 왼발을 뒤로 하고 체중은 왼발에 싣는다.

Q.64 What may follow a figure that is ended in Fan Position?
The Alemana, Hockey Stick (F: Fencing, Sliding Doors, Three Alemanas)

Q.64 팬 포지션으로 끝나는 피겨 다음에 할 수 있는 피겨는 무엇인가?
알레마나, 하키스틱 (F: 펜싱, 슬라이딩 도어, 쓰리 알레마나)

Q.65 Is the Alemana always commenced in Fan Position?

No - it may be commenced in Open Position, Lady stepping back on the first step

Q.65 알레마나는 항상 팬 포지션으로 시작하는가?

아뇨 - 오픈 포지션에서도 시작할 수 있다. 이때 여자는 첫 발을 뒤로 한다.

Q.66 How much turn does the Lady make overall when the Alemana commences in Fan Position, and when it commences in Open Position?

When commenced in Fan Position, the Lady will make 1. 1/4 turns to Right over steps 3-6. When commenced in Open Position, the Lady will make a complete turn to Right over 4-6

Q.66 팬 포지션에서 알레마나를 시작할 때 그리고 오픈 포지션에서 알레마나를 시작할 때, 여자는 전체적으로 턴 양이 얼마나 되는가?

팬 포지션에서 시작할 때, 여자는 스텝 3-6에서 오른쪽으로 1과 1/4턴을 한다. 그리고 오픈 포지션에서 시작할 때, 여자는 스텝 4-6에서 오른쪽으로 완전한 1회전을 한다.

Q.67 **Give the** alternative Finishing Positions **for the Alemana, and give an example of a Follow**

Man and Lady end to the side. Example of a follow - Hand to Hand to Right Side Position. They may both end diagonally forward in Open Counter Promenade Position. Example of a follow- New York to Left Side Position. The Lady may end forward towards Man's Right Side ; Example of Follow- Natural Opening Out Movement.

(F: Man and Lady may end forward towards partner's Right side. Example of Follow- Advanced Hip Twist. Or they may end in Right Shadow Position. Example of Follow- Progressive Walks Forward in Right Shadow Position)

Q.67 **알레마나의 변형된 마무리 포지션을 설명하고 그에 따른 후행 피겨를 말하시오.**

남자와 여자가 사이드 스텝으로 끝날 때. 후행 피겨의 예- 핸드 투 핸드 투 라이트 사이드 포지션. 남녀 둘 다 오픈 카운터 프럼나드 포지션에서 다이아거너리 포워드 방향으로 끝날 때. 후행 피겨의 예- 뉴욕 투 레프트 사이드 포지션. 여자가 남자의 오른쪽 옆으로 발을 내딛고 끝날 때. 후행 피겨의 예- 내츄럴 오프닝 아웃 무브먼트.

(F: 남자와 여자가 상대방의 오른쪽 옆으로 발을 내딛

으면서 끝날 때. 후행 피겨의 예- 어드밴스드 힙 트위스트, 또는 라이트 쉐도우 포지션으로 끝날 때. 후행 피겨의 예- 라이트 쉐도우 포지션에서 프로그레시브 워크 포워드.)

> ☼ **참고 : 다이아거너리 포워드란?**
> 풋 포지션의 기술 용어이다. 오른발을 기준으로 오른발의 대각선 상에 왼발을 앞으로 딛는 것을 말한다.

Q.68 What could follow the Alemana when the Lady has ended forward towards the Man's Right Side?
A Natural Opening Out Movement, A Closed Hip Twist (L&F: Spiral, Rope Spining)

Q.68 여자가 남자의 오른쪽 옆을 향하여 발을 앞으로 딛고 끝나는 알레마나의 후행 피겨는 무엇인가?
내츄럴 오프닝 아웃 무브먼트, 클로즈드 힙 트위스트 (L&F: 스파이럴, 로프 스피닝)

Q.69 What differences occurs on 5 and 6 of the Alemana when it is ended with Lady forward towards Man's Right side?

The Man will take his LF slightly leftwards on step 5 and turn his body slightly to the right on 6 to lead the Lady towards his Right side. The Lady will step LF forward in line with RF towards the Man's Right side on 6

Q.69 여자가 남자의 오른쪽 옆을 향하여 앞으로 나오는 상태로 끝날 때, 알레마나의 스텝 5-6에서 어떤 차이가 생기는가?

남자는 스텝 5에서 왼발을 약간 왼쪽 방향으로 놓으며, 스텝 6에서 오른쪽으로 몸을 약간 턴 하여 여자를 남자의 오른쪽 옆으로 오도록 리드한다. 여자는 스텝 6에서 남자의 오른쪽을 향하여 오른발의 일직선상에 왼발을 앞으로 내딛는다.

Q.70 As Man give the foot positions for a Hockey Stick

Commence in Fan Position. 1-LF forward ; 2-Transfer weight to RF ; 3-Close LF to RF ; 4 -RF behind LF, Cuban Cross ; 5-LF forward, small step ; 6-RF forward in Open Position. (Count could be given in place of step numbers. This is usually given as you take the step. The choice is yours)

Q.70 하키 스틱의 남자 풋 포지션을 말하시오

팬 포지션으로 시작한다. 스텝 1-왼발을 앞으로 딛는다 ; 스텝 2-체중을 오른발로 이동한다 ; 스텝 3-왼발을 오른발에 모은다 ; 스텝 4-오른발을 왼발 뒤로 큐반 크로스한다 ; 스텝 5-왼발을 작은 보폭으로 앞으로 딛는다 ; 스텝 6-오른발을 앞으로 디디면서 오픈 포지션으로 끝낸다. (스텝 번호 대신 카운트를 말해도 된다. 카운트는 스텝을 하면서 말한다. 선택은 당신의 몫이다.)

Q.71 You danced a Cuban Cross on step 4. Please explain this position

It is a position where, for example, the RF is behind the LF, Right toe opposite or just past the Left heel, toe turned out. The exact distance between the toe of the back foot and heel of the front foot will depend on the dancer's own physique or figure danced. This also applies when the LF is behind RF in the same position, or the RF or LF is in front with the heel opposite or just past the toe, with the toe turned out

Q.71 스텝 4에서 큐반 크로스를 했는데 이것을 설명해 보시오.

예를 들면, 오른발을 왼발 뒤로 하는 자세이다. 이 때 오른발 토는 왼발 힐의 바로 뒤에 또는 조금 지나서 턴 아웃 시킨다. 뒷발 토와 앞발의 힐사이에 정확한 거리는 무용수의 신체적 특징이나 춤추는 피겨에 따라 달라진다. 똑같은 자세에서 왼발을 오른발 뒤로 할 때 또는 오른발이나 왼발이 턴 아웃 상태로 앞발의 힐이 뒷발의 토 앞이나 앞을 조금 지나서 놓을 때도 마찬가지로 이것이 적용된다.

Q.72 What differences occur on the Hockey Stick when it is followed by the Left Side Shoulder to Shoulder?

The Man will move slightly towards the Lady's Left side on the last step of the Hockey Stick, keeping the Left hand higher than usual to prevent the Lady from moving too far back

Q.72 하키 스틱이어서 레프트 사이드 숄더 투 숄더를 출 때 어떤 차이점이 발생하는가?

남자는 하키스틱의 마지막 스텝에서 왼손을 보통 때보다 더 높이 들어 여자가 너무 뒤쪽으로 멀리 가지 않도록 막으면서, 여자의 왼쪽 옆으로 약간 움직인다.

Q.73 **Compare the lead of step 3 of the** Alemana **and step 3 of the** Hockey Stick

On step 3 of the Alemana the Man will raise the Left hand above the Lady's Right shoulder to give her an indication that she should commence to turn to the Right. On step 3 of the Hockey Stick he will raise the Left hand in front Lady's head and will not commence to turn her.

Q.73 **알레마나의 스텝 3와 하키스틱의 스텝 3의 리드를 비교하시오.**

알레마나의 스텝 3에서 남자는 왼팔을 여자의 오른쪽 어깨 위로 올려 여자가 자신의 오른쪽으로 턴을 시작해야 한다는 신호를 준다. 하키스틱의 스텝 3에서 남자는 왼팔을 여자의 머리 앞에서 올려 여자가 턴을 시작하지 않도록 한다.

Q.74 **Do you know another finishing position for the** Hockey Stick?

Yes - it may be ended in Open Counter Promenade Position, the Man leading Lady to overturn towards the end of 5, both taking step 6 diagonally forward in Open Counter Promenade Position, the Lady turning an additional 1/4 on RF using a loosely crossed Spiral action. (The Associate is not required to explain the Spiral action, and it is not necessarily expected below the Gold Medalist level in tests)

Q.74 하키스틱의 다른 마무리 포지션을 알고 있는가?
네 - 스텝 5 끝에서 남자는 여자가 오버 턴을 하도록 리드하고, 남자 여자 모두 스텝 6을 다이아거널리 포워드 방향으로 놓고 오픈 카운트 프롬나드 포지션으로 끝낸다. 이 때, 여자는 느슨하게 교차되는 스파이럴 동작을 사용하면서 오른발을 축으로 1/4턴을 더 한다.(어소시에이트 응시자는 스파이럴 동작을 설명하지 않아도 된다. 그리고 시험에서 골드 메달리스트 이하 수준에서는 반드시 대답할 필요는 없다.)

Q.75 Give the Man's foot positions on the first two steps of the Natural Top
1-RF behind LF, Cuban Cross ; 2-LF to side

Q.75 내츄럴 탑 첫 번째와 두 번째 스텝에서 남자의 풋 포지션을 말하시오.
스텝 1-오른발을 왼발 뒤로 큐반 크로스 ; 스텝 2-왼발을 옆으로.

Q.76　**Does the Man use normal ball flat footwork when dancing the Natural Top?**
No - there is a late lowering of the heel when the Cuban Cross position is used as these steps are Pressed Backward Walks. This will prevent his weight dropping back and away from the Lady

Q.76　**내츄럴 탑을 출 때, 남자는 정상적인 볼 플랫 풋워크를 사용하는가?**
아뇨 - 이 스텝들이 프레스트 백워드 웍스임으로 큐반 크로스 포지션이 사용될 때 뒤꿈치를 조금 늦게 내리게 된다. 이것은 남자의 체중이 갑자기 뒤로 떨어지거나 여자로부터 멀어지는 것을 막아준다.

Q.77　**How much turn is made on the Natural Top?**
　　　Up to 2 complete turns to right

Q.77　**내츄럴 탑에서 턴 양은 얼마나 되는가?**
　　　오른쪽으로 완전한 2회전까지 한다.

Q.78　**Where is the centre of the Turn when dancing a Natural Top?**
Over steps 1-8 the couple will circle around an imaginary spot centered between them keeping the bodies centered to each other

Q.78 내츄럴 탑을 출 때, 턴의 중심은 어디에 있는가?

　　　스텝 1-8에서 남녀는 각자의 체중의 중심을 유지하면서 둘 사이 중간에 가상의 점을 찍고 그 점 주위를 돈다.

Q.79 What happens on the last step of the figure preceding the Natural Top?

There will be a slight turn to the Right with the Man stepping to side on his LF leading Lady to step forward

Q.79 내츄럴 탑 선행 피겨의 마지막 스텝에서 무엇이 일어나는가?

여자가 앞으로 스텝을 하도록 리드하면서 남자는 왼발을 옆으로 놓는다. 이 때 상체는 조금 오른쪽으로 돌린다.

Q.80 Is normal hip action used when dancing the Natural Top?

No- Because of the continuous turn the knees will not straighten fully on 1-8 ; therefore only a slight natural hip movement is used

Q.80 내츄럴 탑을 출 때 정상적인 힙 동작이 사용되는가?

아뇨. - 계속되는 턴 때문에 스텝 1-8에서 무릎이 완전히 펴지지 않는다. ; 그러므로 자연스러우며 약한 힙 무브먼트가 사용된다.

Q.81 Is it necessary to dance all 9 steps of the Natural Top?

No - only the last 3 steps of the Natural Top may be danced. (L&F: The first 6 steps of the Natural Top may be danced to follow with 4-6 of the Hockey Stick)

Q.81 내츄럴 탑의 9개 스텝을 모두 해야 할 필요가 있는가?

아뇨 - 내츄럴 탑의 마지막 3개 스텝만 출 수도 있다. (L&F: 내츄럴 탑의 첫 번째 6개 스텝을 한 후 이어서 하키스틱의 스텝 4-6를 할 수도 있다.)

Q.82 Give the Lady's foot positions on 1 and 2 of the Natural Top

1-LF to side ; 2-RF in front of LF, toe turned out. (Remember to show the steps as you are explaining them)

Q.82 내츄럴 탑의 스텝 1과 2에서 여자 풋 포지션을 말하시오.

스텝 1-왼발 옆으로 ; 스텝 2-오른발을 왼발 앞으로 토 턴 아웃시킨다.(설명할 때, 스텝을 실제 보여주는 것을 잊지 마시오.)

Q.83 What are the Man's steps on the Opening Out to Right and Left?

The Man is dancing two Side Cucurachas

Q.83 오프닝 아웃 투 라이트 앤 레프트에서 남자의 스텝은 무엇인가?

남자는 사이드 쿠카라차를 두 번 춘다.

Q.84 Explain what is happening to the arms when dancing the Opening Out to Right and Left

Man widen Right arm in hold to right side on step 1 and releases Left hand hold. On steps 2 and 3 he will bring the Lady to Close Position and then places Left hand on Lady's Right shoulder blade. On 4 he will widen the left arm in hold to the Left side, releasing the Right hand hold. On 5 and 6 he will return the Lady to Close Position releasing hold with Left hand at the end of 6 and taking Normal Hold. As the Lady turns to face the Man on 3 she places the Right hand on his Left shoulder. Normal Hold is regained 6

Q.84 오프닝 아웃 투 라이트 앤 레프트를 출 때 팔은 어떻게 해야 하는지 설명하시오.

남자는 스텝 1에서 홀드하고 있는 오른팔을 오른쪽 옆으로 넓게 펼치고 왼손 홀드를 놓는다. 스텝 2와 3에서 남자는 클로즈드 포지션을 하고 왼손은 여자의 오른쪽 어깨 견갑골에 둔다. 스텝 4에서 잡은 왼팔을 왼쪽 옆으로 넓게 펼치고 오른손 홀드를 놓는다. 스텝 5와 6에서 남자는 스텝 6의 끝에서 왼손 홀드를 풀고 정상 홀드를 하여 여자를 다시 클로즈드 포지션으로 되돌린다. 스텝 3에서 여자가 턴을 하여 남자를 바라볼 때 여자는 오른손을 남자의 왼쪽 어깨 위에 놓는다. 스텝 6에서 다시 정상 홀드를 한다.

Q.85 **What is the Lady's foot position on steps 3 and 5 of the Opening Out to Right and Left?**
The step will be taken forward then turned to end to the side (L&F: In more advanced forms steps 3 and 6 may be taken forward in line with the other foot, then turned 1/2 to end at a 90° angle to Man. An Extended Forward Walk could also be used on 3 and 6

Q.85 오프닝 아웃 투 라이트 앤 레프트의 스텝 3 와 5에서 여자의 풋 포지션은 무엇인가?

스텝을 앞으로 한 다음 턴을 하여 옆으로 끝낸다. (L&F: 좀 더 고급스러운 형태로, 스텝 3과 6에서 다른 발의 일직선상에 한 발을 앞으로 놓은 후 1/2턴을 하여 남자와 90도 각도로 끝낸다. 스텝 3과 6에서 익스텐디드 포워드 워크가 사용될 수도 있다.

Q.86 Explain the Man's body turn on the Natural Opening Out Movement

He will use a slight body turn to the Right on 1, and a slight body turn to the Left to return to the normal position on 3

Q.86 내츄럴 오프닝 아웃 무브먼트에서 남자 몸의 턴을 설명하시오.

남자는 스텝 1에서 몸을 오른쪽으로 약간 턴 한다. 그리고 스텝 3에서 몸을 왼쪽으로 약간 턴하여 정상 포지션으로 되돌아간다.

Q.87 Give the Lady's foot position on the Natural Opening Out Movement

RF back in Right Side Position(2). Transfer weight to

LF(3). RF fwd and slightly across LF and continue to turn to end to the side in Closed Position(41). (Again the choice is yours, you may give step numbers or the count)

Q.87 내츄럴 오프닝 아웃 무브먼트에서 여자의 풋 포지션을 설명하시오.
라이트 사이트 포지션에서 오른발을 뒤로 놓는다(2). 체중을 왼발로 이동한다(3). 오른발을 왼발과 약간 교차해서 앞으로 딛고 계속 턴하여 클로즈드 포지션에서 오른발을 옆으로 놓고 끝낸다(41). (카운트를 하거나 아니면 스텝번호를 말할 수 있다. 다시 말하지만 선택은 당신의 몫이다.)

Q.88 **When does the Lady commence her turn on step 1 of the Natural Opening Out Movement?**
The turn is commenced towards the end of the previous beat of music

Q.88 내츄럴 오프닝 아웃 무브먼트의 스텝 1에서 여자는 언제 턴을 시작해야 하는가?
이전 박자의 끝에서 턴이 시작된다.

Q.89 What part of the Lady's LF is used on step 1 of the Natural Opening Out Movement?

She will turn on the ball of foot, keeping the foot flat

Q.89 내츄럴 오프닝 아웃 무브먼트의 스텝 1에서 여자 왼발의 어느 부분이 사용되는가?

여자는 발을 계속 플랫상태로 유지하면서 볼로 회전을 한다.

Q.90 Dance the Closed Hip Twist, **first as Man, then as Lady**

(You will be asked to dance many figures as Man or Lady. Always make sure that your solo demonstrations are accurate and that you give the count as you dance)

Q.90 처음에는 남자로 그 다음에는 여자로 클로즈드 힙 트위스트를 추시오.

(남자나 혹은 여자로 많은 피겨를 춰보라는 요청을 받을 것이다. 언제나 당신의 솔로 시범은 정확해야 하고, 춤추면서 카운트를 해야 한다는 것을 확실히 하라.)

Q.91 **Now give the** foot positions **as Lady**
1-RF back in Right Side Position ; 2-Transfer weight to LF ; 3-RF forward line with LF towards Man's Right side ; 4-LF fwd passing in front of Man ; 5-RF forward in line with LF, then turn to end RF back ; 6-LF back in Fan Position. (Again you could give the count rather than the step numbers)

Q.91 여자의 풋 포지션을 말하시오
스텝 1-라이트 사이드 포지션에서 오른발을 뒤로 놓는다. ; 스텝 2-체중을 왼발로 이동한다. ; 스텝 3-남자의 오른쪽 옆쪽으로 왼발의 일직선상에 오른발을 앞으로 내딛는다. ; 스텝 4-남자 앞을 지나가면서 왼발을 앞으로 딛는다. ; 스텝 5-왼발의 일직선상에 오른발을 앞으로 내딛고 턴을 하여 오른발을 뒤에 놓고 끝낸다. ; 스텝 6-팬 포지션에서 왼발을 뒤로 놓는다. (스텝 번호보다는 카운트를 말할 수도 있다.)

Q.92 **What type of Walk is the Lady using on step 3 of the** Closed Hip Twist?
A Pressed Forward Walk

Q.92 클로즈드 힙 트위스트의 스텝 3에서 여자는 어떤 종류의 워크를 사용하고 있나요?

프레스트 포워드 워크.

Q.93 Now give the Lady's amount of turn on the Closed Hip Twist

1/2 to Right on 1 ; 1/2 turn to Left on 3 ; 1/4 to Right on 4 ; 1/2 to Left with the body turning less on 5 ; body completes turn on 6. (Normally it is easier to give the step numbers when you are giving the amount of turn, but again it is your choice)

Q.93 클로즈드 힙 트위스트에서 여자의 턴 양을 말하시오.

스텝 1에서 오른쪽으로 1/2턴 ; 스텝 3에서 왼쪽으로 1/2턴 ; 스텝 4에서 오른쪽으로 1/4턴. ; 스텝 5에서 왼쪽으로 1/2턴을 하는데 몸은 덜 턴 한다. ; 스텝 6에서 몸을 완전히 턴 한다. (일반적으로 턴 양을 말할 때, 스텝 번호를 말하는 것이 더 쉽다. 그러나 선택은 당신의 몫이다.)

Q.94 Is there anything unusual about the Lady's turn on step 4 of the Closed Hip Twist?

Yes - the turn is initiated from the hips, which are turned more then the upper body. The RF will turn slightly more than the LF because of the strong twist from the hips

Q.94 클로즈드 힙 트위스트의 스텝 4에서 여자의 턴에 특이한 점이 있는가?

있다. - 턴은 힙에서부터 시작된다. 그리고 힙이 상체보다 더 많이 턴한다. 힙에서 강한 트위스트를 하기 때문에 오른발은 왼발보다 약간 더 많이 턴하게 된다.

Q.95 Name all the finishing positions for the Closed Hip Twist

Fan Position ; Open Position ; Open Counter Promenade Position ; (L&F: Contact Position)

Q.95 클로즈드 힙 트위스트의 마무리 포지션을 모두 말하라.

팬 포지션 ; 오픈 포지션 ; 오픈 카운트 프롬나드 포지션 (L&F: 콘택 포지션)

Q.96 As Man, give the amount of turn over 5 and 6 used on these finishing positions
Fan Position - No turn ; Open Position- 1/4 to Left ; Open Counter Promenade Position- 1/8 to Left (L&F : Contact Position - 1/2 to Left)

Q.96 이러한 마무리 포지션에서 사용된 스텝 5와 6 에서 남자의 턴 양을 말하시오.
팬 포지션- 턴을 하지 않는다. ; 오픈 포지션- 왼쪽으로 1/4턴 ; 오픈 카운터 프롬나드 포지션 - 왼쪽으로 1/8턴 (L&F: 콘택트 포지션 - 왼쪽으로 1/2턴)

Q.97 What is the foot position of the last step of the Closed Hip Twist when it has ended in Counter Promenade Position, as Man and Lady?
Diagollnally forward

Q.97 카운트 프롬나드 포지션으로 끝났을 때, 클로즈 드 힙 트위스트의 마지막 스텝의 남자와 여자의 풋 포지션은 무엇인가?
다이아거널리 포워드

Q.98 What may follow the Closed Hip Twist when it has ended in Counter Promenade Position?
New York to Left Side Position ; a Solo Spot or Switch Turn ; Lady's Underarm Turn to Left
(Student is only required to give one of these Follows, Associate - 2 ; L&F -3)

Q.98 카운트 프롬나드 포지션으로 끝날 때, 클로즈드 힙 트위스트의 후행 피겨는 무엇인가?
뉴욕 투 레프트 사이드 포지션 ; 솔로 스팟 턴 혹은 스위치 턴 ; 레이디스 언더암 턴 투 레프트.
(스튜던트 응시생은 이 후행 피겨 중에서 1개, 어소시에이트 -2개 ; 라이센시에이트&펠로우- 3개를 말해야 한다.)

Q.99 Dance the Closed Hip Twist ended in Open Position as Man and then an Alternative Basic Movement into the Natural Top
(Show accurately, giving the count)

Q.99 남자로 오픈 포지션에서 끝나는 클로우즈드 힙 트위스트를 추고 그 다음 얼터너티브 베이직 무브먼트에서 내츄럴 탑으로 이어지도록 추시오.
(카운트를 하면서 정확하게 보여준다.)

Q.100 **The Closed Hip Twist ended in Open Position is a good place for the Man to use an Alternative Basic. Why?**
Because the couple may be a little closer together than normal for Open Position

Q.100 **오픈 포지션으로 끝난 클로즈드 힙 트위스트는** 남자가 얼터너티브 베이직을 사용하기에 아주 좋은 위치다. 왜 그럴까?
왜냐하면 남녀 모두 오픈 포지션의 정상 위치보다 좀 더 가깝게 있기 때문이다.

Q.101 **What is the Lady dancing when the Man dances the Alternative Basic from Open Position?**
She is stepping back on her RF-2 ; transferring weight to LF-3 ; forward on her RF-41

Q.101 남자가 **오픈 포지션**에서 **얼터너티브 베이직**을 출 때, 여자는 무엇을 추고 있는가?
여자는 오른발을 뒤로 놓는다.-2 ; 체중을 왼발로 이동한다.-3 ; 오른발을 앞으로 딛는다.-41

제 3 장 LICENTIATE
라이센시에이트

Q.102 Please explain the more advanced method of dancing the Fan (the Development)

The Man will make 1/4 to Left over steps 2&3, taking the third step to the side in Promenade Position, while the Lady makes no turn and will step diagonally forward in Promenade Position on step 3. On step 4 the Man will pass the Lady across in front of his body, then he will make 1/8 turn to the Left over steps 5&6. Lady will make 1/8 turn to the Left as she passes in front of the Man's body, then she will step RF forward in line with LF, then turn to end with RF back, making 1/2 turn to Left, with body turning less. On step 6 she will step LF back in Fan Position, and her body will complete the turn

Q.102 팬을 추는 더 고급 방법을 설명하시오.(디벨롭먼트)

남자는 스텝 2와 3에서 왼쪽으로 1/4 하고 프롬나드 포지션에서 3번째 스텝을 옆으로 놓는다. 한편, 여자는 스텝 3에서 턴 없이 프롬나드 포지션에서 다이아거널리 포워드로 스텝을 한다. 스텝 4에서 남자는 여자를 자신의 앞으로 통과시키고 스텝 5와 6에서 왼쪽으로 1/8턴을 한다. 여자는 남자 앞으로 지나가면서 왼쪽으로 1/8턴을 한 뒤 왼발의 일직선상에 오른발을 앞으로 딛는다. 그리고 왼쪽으로 1/2턴을 하여 오른발이 뒤에 있는 상태로 끝낸다. 이때 몸은 발보다 조금 덜 턴 한다. 스텝 6에서 여자는 왼발을 뒤로 하고 몸을 완전히 턴하여 팬 포지션으로 끝낸다.

Q.103 How does the Man lead steps 3&4 of the Open Hip Twist?

On step 3 his Left arm will be contracted and the Left hand will be close to his Left hip. On step 4 he will brace the Left arm towards the end of the preceding beat, and then take the Left arm to the side

Q.103 오픈 힙 트위스트의 스텝 3와 4에서 남자는 어떻게 여자를 리드하는가?

스텝 3에서 남자는 왼팔을 끌어당겨 왼손을 왼쪽 힙에 가까이 한다. 스텝 4에서 남자는 이전 박자의 끝에서 왼팔을 단단히 지탱시킨다. 그 다음 왼팔을 옆으로 한다.

Q.104 What must the Lady do on step 3 in order to accept this lead?

She must bring her weight well forward and

respond to the Man's increased tone in his Left arm with a matching tone in her Right arm

Q.104 여자는 이러한 리드를 받기 위해 스텝 3에서 무엇을 해야만 하는가?

여자는 자신의 체중을 완전히 앞쪽으로 가져와야 한다. 그리고 그녀의 오른팔에 남자의 톤과 어울리는 톤으로 남자의 왼팔에 증가되는 톤에 반응해야 한다.

Q.105 How much turn is made to the Left when ending the Open Hip Twist in Contact Position?

The Man will make 1/2 to the Left on 5&6 ; the Lady 3/4 to the Left

Q.105 콘택 포지션으로 오픈 힙 트위스트를 끝낼 때, 왼쪽으로 얼마나 돌아야 하는가?

스텝 5와 6에서 남자는 왼쪽으로 1/2턴을 해야 하고, 여자는 왼쪽으로 3/4턴을 해야 한다.

Q.106 What it the foot position on step 6 when this figure is ended in Contact Position?

The Man's foot position will be RF to the side and slightly forward ; The Lady will end with her LF behind RF as a Cuban Cross

Q.106 콘택 포지션으로 이 피겨가 끝날 때, 스텝 6의 풋 포지션은 무엇인가?

남자의 풋 포지션은 오른발을 옆으로 그리고 조금 앞으로 놓는다. ; 여자는 큐반 크로스처럼 왼발을 오른발 뒤로 놓고 끝낸다.

Q.107 For what reason would you end the Open Hip Twist in Contact Position?

To follow with 4-6 or 4-9 of the Reverse Top

Q.107 무슨 이유 때문에 콘택트 포지션으로 오픈 힙 트위스트를 끝내는가?

리버스 탑의 스텝 4-6, 또는 스텝 4-9를 이어서 추기 위해서이다.

Q.108 Give the Man's foot positions on steps 1&2 of the Reverse Top

Step 1 is RF to side and slightly forward ; Step 2-Swivel on ball of LF, ending LF in front of RF, Cuban Cross

Q.108 리버스 탑의 스텝 1과 2에서 남자의 풋 포지션을 말하시오.
스텝 1은 오른발을 옆으로 그리고 조금 앞으로 놓는다 ; 스텝 2-왼발 볼로 스위블한 뒤 왼발을 오른발 앞에 큐반 크로스하면서 끝낸다.

Q.109 Now give the Lady's foot position on steps 1&2
1-LF behind RF, Cuban Cross ; 2-RF back and slightly to side

Q.109 스텝 1과 2에서 여자의 풋 포지션을 말하시오.
  스텝 1-왼발을 오른발 뒤로, 큐반 크로스 한다. ; 스텝 2- 른발을 뒤로 그리고 조금 옆으로 놓는다.

Q.110 Explain the third step of the Natural Opening Out Movement when it precedes the Reverse Top
The Man turns slightly to Left, placing LF in front of RF, as a Cuban Cross, attaining Contact Position. Lady will turn approximately 1/8 more than usual to her Left to end with RF back and slightly to side

Q.110 리버스 탑의 선행 피겨로 내츄럴 오프닝 아웃 무브먼트를 출 때, 내츄럴 오프닝 아웃 무브먼트의 세 번째 스텝을 설명하시오.

남자는 왼쪽으로 약간 턴을 하고, 큐반 크로스처럼 왼발을 오른발 앞에 놓고, 콘택 포지션을 한다. 여자는 대략 왼쪽으로 보통보다 1/8이상 더 턴 하여 오른발을 뒤로 그리고 조금 옆으로 놓고 끝낸다.

Q.111 Where is the centre of the turn on the Reverse Top?

The Man's Left toe - it will remain on the spot throughout the entire figure

Q.111 리버스 탑에서 턴의 중심은 어디에 있는가?

남자의 왼쪽 토에 있다. - 남자의 왼쪽 토는 전체 피겨를 하는 동안 한 점 위에 머물러있다.

Q.112 What is the size of the Man's RF steps on the Reverse Top?

They must be no wider than the length of his own foot. If they are too wide he will be unable to keep his Left toe in place

Q.112 리버스 탑에서 남자의 오른발 스텝의 보폭은 얼마나 되는가?

자신의 발길이 정도여야 한다. 만약 보폭이 너무 넓으면 왼발 토를 한자리에 유지할 수가 없다.

Q.113 What may follow 6 steps of the Reverse Top?

Opening Out from Reverse Top ; Aida ; Steps 4-6 of Spiral having lead Lady to dance a Spiral Turn at the end of step 6

Q.113 리버스 탑의 6 스텝을 한 뒤에 어떤 동작이 올 수 있는가?

오프닝 아웃 프럼 리버스탑 ; 아이다 ; 스파이럴의 스텝 4-6, 이 때, 여자를 리드하여 스텝 6의 끝에서 스파이럴 턴을 하도록 한다.

Q.114 What does the Opening Out from Reverse Top **resemble?**

A continuation of the Reverse Top, the Man enlarging the circle and releasing hold with his Right hand to end in Fan Position

Q.114 오프닝 아웃 프럼 리버스 탑은 무엇과 비슷한가?
리버스 탑을 계속 하는 것과 닮았다, 이 때, 남자는 원을 크게 그리면서 오른손 홀드를 놓고, 팬 포지션으로 끝낸다.

Q.115 Is the Man's foot position on step 2 the same as step 2 of the actual Reverse Top?
It is still a Cuban Cross, but the Man will move his LF into that position rather than swivelling on the ball of the LF, keeping it in place as in the Reverse Top

Q.115 스텝 2에서 남자의 풋 포지션은 실제 리버스 탑의 스텝 2와 같은가?
큐반 크로스이지만 남자는 왼발의 볼로 스위블을 하기보다는 리버스 탑처럼 왼발을 제자리에 유지시키면서 왼발을 움직여 그 자세를 만든다.

Q.116 What may precede 4-6 or 4-9 of the Reverse Top?
Closed Basic Movement ; Closed Hip Twist ; Open Hip Twist ; Spiral ; Curl
(F: Advanced Hip Twist).

(Remember it is only necessary to choose three Precedes)

Q.116 리버스 탑의 스템 4-6이나 스템 4-9 앞에 출 수 있는 것은 무엇인가?

클로즈드 베이직 무브먼트 ; 클로즈드 힙 트위스트 ; 오픈 힙 트위스트 ; 스파이럴 ; 컬.
(F: 어드밴스드 힙 트위스트)
(3가지 선행 피겨를 선택하는 것이 필요하다는 것을 잊지 마시오.)

Q.117 In which position would you end these Precedes?

In Contact Position, with the Man's RF to the side and slightly forward and the Lady's LF behind RF (Cuban Cross)

Q.117 어떤 포지션으로 위의 선행 피겨들은 끝내는가?

남자는 오른발을 옆으로 그리고 조금 앞으로 놓고, 여자는 왼발을 오른발 뒤로 큐반 크로스 하는 콘택트 포지션으로 끝낸다.

Q.118 How would you teach the Reverse Top to a couple?

I would put them in a practice hold and then ask the Man to walk forward, and Lady to walk backwards in a large circle, gradually decreasing the size of the circle until the Man's Left toe remained on the spot and the foot position as given in the Revers Top would be achieved. (This is just an example of a teaching method; teaching methods are of your own choice)

Q.118 리버스 탑을 커플에게 어떻게 가르칠 것인가?

커플에게 실제로 홀드를 하게 해서 남자는 앞으로 여자는 뒤로 큰 원을 그리면서 걷도록 한다. 다음 리버스 탑처럼 남자의 왼발 토가 한 점에 머무를 때 까지 점차 원의 크기를 줄이도록 한다. 그리고 리버스 탑에서 주어진 풋 포지션을 얻도록 한다. (이것은 교수방법 중 한 예일 뿐, 교수방법은 당신 자신이 선택하는 것이다.)

Q.119 What is the construction of the Aida?

Three Backward Walks with the Man turning to Right and Lady to Left and ended in Left Side Position

Q.119 아이다는 어떻게 구성되어 있는가?
　　　　남자는 오른쪽으로, 여자는 왼쪽으로 턴하면서 레프트 사이드 포지션으로 끝나는 쓰리 백워드 워크.

Q.120 What may precede the Aida? (Give three precedes of your choice)
1-6 or 4-6 of the Reverse Top ; Hand to Hand to Right Side Position ; Progressive Walks Forward in Right Side Position, ended facing Partner ; (F: Progressive Walks Forward in Right Shadow Position using Holds 2 or 3, and ending facing Partner)

Q.120 아이다의 선행 피겨는 무엇인가?(여러분이 선택한 세 가지를 말하라.)
리버스 탑의 스텝 1-6나 4-6 ; 핸드 투 핸드 투 라이트 사이드 포지션 ; 라이트 사이드 포지션에서 시작해 파트너와 마주보고 끝나는 프로그레시브 워크 포워드(F: 홀드 2나 홀드 3를 사용하고 파트너를 마주보고 끝나는 라이트 쉐도우 포지션에서 추는 프로그레시브 워크 포워드)

Q.121 What are the endings to the Aida?
　　　　Cuban Rock and Spot Turn ; Double Spot

Turn ; Side Cucaracha ; (F: Cuban Rock to Progressive Walks Forward in Right Shadow Position)

Q.121 아이다의 마무리 동작들은 무엇인가?

큐반 록과 스팟 턴 ; 더블 스팟 턴 ; 사이드 쿠카라차 ; (F: 큐반 록한 후 라이트 쉐도우 포지션에서 추는 프로그레시브 워크 포워드.)

Q.122 Do you know another way of dancing the Aida?

Yes - it may follow 3 of the Curl, or 3 of the Spiral

Q.122 아이다를 추는 또 다른 방법을 알고 있는가?

네. - 컬의 스텝 3, 스파이럴의 스텝 3 다음에 출 수 있다.

Q.123 What differences occur when it is danced in this way?

The Man's steps remain unchanged. The Lady's steps will be - 1-LF forward and she will make 1/8 turn to Left ; 2-RF forward in line with LF to end with RF back in Left Side Position, having made 1/2 turn to Left ; 3-LF back in Left Side Position

Q.123 이런 방법으로 춤을 출 때, 어떤 차이점이 생기는가?

남자의 스텝은 바뀌지 않는다. 여자의 스텝은- 스텝 1- 왼발을 앞으로 하고 왼쪽으로 1/8턴을 한다 ; 스텝 2- 왼발의 일직선상에 오른발을 앞으로 딛고, 왼쪽으로 1/2턴을 한 후 레프트 사이드 포지션에서 오른발이 뒤에 있는 상태로 끝난다. ; 스텝 3- 레프트 사이드 포지션에서 왼발을 뒤로 놓는다.

Q.124 What is a Spiral Turn?

It is danced by the Lady, made on the RF turning to Left or on the LF turning to the Right, allowing the other foot to cross in front without weight. Normally a Spiral Turn will end with the ankles crossed, although the Cross in the Curl is looser

Q.124 스파이럴 턴은 무엇인가?

오른발을 축으로 왼쪽으로 턴을 하거나, 왼발을 축으로 오른쪽으로 턴을 하여 한 발을 체중 없이 다른 발 앞으로 교차시키면서 여자가 추는 동작이다. 정상적으로 스파이럴 턴은 발목이 교차된 상태에서 끝나고 컬에서 발목의 교차 상태는 스파이럴보다 더 느슨하다.

Q.125 Give the Lady's amount of turn on the Spiral
The Lady will make 1/2 to Right on 1 ; 1/4 to Left on 3, and then a further 7/8 ; 1/8 to Left on 4 ; 1/8 to Left and a further 1/2, body turns less on 5 ; body completes the turn on 6.

Q.125 스파이럴에서 여자의 턴 양을 말하시오.
스텝 1에서 오른쪽으로 1/2턴을 하고 ; 스텝 3에서 왼쪽으로 1/4턴을 한 후, 7/8을 더 턴한다 ; 스텝 4에서 왼쪽으로 1/8턴 ; 스텝 5에서 왼쪽으로 1/8턴을 한 후 1/2턴을 더 돈다. 이때 몸은 덜 돈다. ; 스텝 6에서 몸을 완전히 턴한다.

Q.126 What is the Lady's footwork **on step 3?**
The turn is made on the ball of the RF with foot flat, and toe of LF. Turn could also be made on the Right toe with heel well off the floor

Q.126 스텝 3에서 여자의 풋워크는 무엇인가?
오른발은 플랫 상태에서 볼로, 왼발은 토로 턴한다. 힐이 마루에서 떨어진 상태에서 오른발 토로 턴을 할 수도 있다.

Q.127 Why is it necessary for the Lady to step forward and slightly across on step 5 of the Spiral?

Because the Man has indicated through his lead that he wishes her to change direction on this step

Q.127 스파이럴의 스텝 5에서 여자는 왜 앞으로 그리고 조금 교차해서 스텝을 놓아야 하는가?

남자가 이 스텝에서 여자가 방향을 바꾸기를 원한다는 것을 리드를 통해서 알려 줬기 때문이다.

Q.128 Compare the Lady's third step of the Natural Opening Out Movement and the third step of the Spiral

Her third step will be taken forward and slighty across in both cases, having made 1/4 turn to Left, but when dancing the Natural Opening Out Movement, she will make a further 1/4 turn to end with her RF to side. After her 1/4 turn to Left on the Spiral on step 3, she will continue to turn a further 7/8 on her RF under the arm, allowing LF to cross in front of RF without weight

Q.128 **내츄럴 오프닝 아웃 무브먼트**의 여자 세 번째 스텝과 **스파이럴**의 여자 세 번째 스텝을 비교하시오.

양쪽 다 여자의 세 번째 스텝은 왼쪽으로 1/4턴을 하면서 앞으로 그리고 조금 교차해서 딛는다. 그러나 **내츄럴 오프닝 아웃 무브먼트**에서는 여자는 1/4턴을 한 번 더해서 오른발을 옆으로 놓는다. **스파이럴**의 스텝 3에서는 여자가 왼쪽으로 1/4턴을 한 후 계속 남자의 팔 아래에서 오른발을 축으로 7/8턴을 더 턴한다. 이 때 왼발은 오른발 앞에 체중 없이 교차한다.

Q.129 What is the Close Spiral?

It is a Spiral that has ended in Contact Position. The Man turns 5/8 to Left over 5&6 to end with his RF to side and slightly forward. He overturns the Lady keeping fingers lightly in contact with the Lady's waist throughout as she turns withing the circle of his Right arm. Lady will end with her LF behind as RF as Cuban Cross

Q.129 **클로즈 스파이럴**이 무엇인가?

콘택 포지션으로 끝나는 **스파이럴**이다. 남자는 스텝 5와 6에서 왼쪽으로 5/8턴을 하여 오른발을 옆으로 그리고 조금 앞으로 놓고 끝난다. 여자는 **큐반 크로**

스처럼 왼발을 오른발 뒤로 놓은 상태에서 끝난다. 이 때, 여자가 남자의 오른팔 안에서 원을 그리면서 턴을 하는 동안 남자는 손가락을 여자의 허리에 접촉시키면서 여자를 오버 턴 시킨다.

Q.130 How much turn does the Lady make over 5&6 of the Close Spiral?
She will make a complete turn

Q.130 클로즈 스파이럴의 스텝 5와 6에서 여자는 얼마나 턴을 하는가?
완전한 1회전을 한다.

Q.131 In what other finishing positions could you end the Spiral?
The normal position is Fan Position ; it could also be ended in Open Position or Open Counter Promenade Position

Q.131 어떤 다른 마무리 포지션으로 스파이럴을 끝낼 수 있는가?
정상 마무리 포지션은 팬 포지션이다. ; 그러나 오픈 포지션이나 오픈 카운트 프롬나드 포지션으로도 끝낼 수 있다.

Q.132 What are the principle differences between the Spiral and the Curl?

The Curl is commenced in Open Position, therefore the Natural Opening Out Movement is not part of the figure. The Lady dances a looser cross on her Curl.

Q.132 스파이럴과 컬의 기본적인 차이점은 무엇인가?

컬은 오픈 포지션에서 시작한다. 따라서 내츄럴 오프닝 아웃 무브먼트 다음에 이어서 출 수 없다. 여자는 컬을 할 때, 좀 더 느슨하게 교차한다.

Q.133 How does the Man lead the Lady to dance her Spiral Turn at the beginning of the Rope Spinning?

Having lead the Lady towards his Right side, he will raise his Left arm and lead Lady to turn sharply to her Right under arm during the last step of the preceding figure, releasing hold with his Right hand

Q.133 로프 스피닝을 시작할 때, 남자는 어떻게 여자를 리드하여 스파이럴 턴을 하게 하는가?

먼저 여자를 남자의 오른쪽 옆으로 리드한 후, 남자의

왼팔을 올려 여자가 이전 피겨의 마지막 스텝을 하는 동안, 남자의 왼팔 아래에서 오른쪽으로 날카롭게 돌도록 리드 하고 오른손 홀드를 푼다.

Q.134 Explain the Man's inclination of the body during the Rope Spinning

He will incline his body slightly to the right as he leads the Lady into the Spiral Turn. He will continue to incline the body on step 1 of the Rope Spinning and return the body to the normal position over steps 2&3. He will incline his body slightly to the left on step 4, returning the body to normal position on step 5.

Q.134 로프 스피닝을 하는 동안 남자 몸의 기울기에 대해 설명하시오.

여자를 리드하여 스파이럴 턴을 할 때, 자신의 몸을 오른쪽으로 약간 기울인다. 스텝 1에서 몸을 계속 기울이고 스텝 2와 3에서 몸을 정상 포지션으로 되돌린다. 스텝 4에서 몸을 조금 왼쪽으로 기울이고 스텝 5에서 정상 포지션으로 되돌린다.

Q.135 Dance the Rope Spinning as Lady, giving the amount of turn

During the last step of the preceding figure, make a complete turn to the Right on the LF, body turning less. End on Man's Right side, facing the opposite way. Then 1/2 to Right over steps 1-3 and 1/2 to Right over steps 4-6. (As always dance the figure with accuracy and correct use of arms)

Q.135 여자로 턴 양을 말하면서 로프 스피닝을 추시오.

이전 피겨의 마지막 스텝을 하는 동안 왼발을 축으로 오른쪽으로 1 회전을 하지만, 몸은 조금 덜 턴 한다. 남자의 오른쪽 옆에서 남자와 반대방향을 보며 끝난다. 그 다음 스텝 1-3에서 오른쪽으로 1/2턴, 스텝 4-6에서 오른쪽으로 1/2턴. (춤 출 때는 항상 정확하게 그리고 올바른 팔 동작을 사용한다.)

Q.136 Give three precedes to the Rope Spinning

(Three of your choice from the following) - Hand to Hand to Left Side Position or 3 or 9 of the Progressive Walks Backward with the Man closing RF to LF on the last step ; Alemana ; Natural Top ; Rope Spinning (F: Three Alemana)

Q.136 로프 스피닝의 선행 피겨 3가지를 말하시오

(다음에서 세 가지를 고르시오) - 핸드 투 핸드 투 레프트 사이드 포지션, 또는 남자가 마지막 스텝에서 오른발을 왼발에 모으는 프로그레시브 워크 백워드의 3나 9 ; 알레마나 ; 내츄럴 탑 ; 로프 스피닝. (F: 쓰리 알레마나)

제 4 장 FELLOW
펠로우

Q.137 How may you develop the Natural Top for the Gold Medalist?

While continuing to dance 4-5 of the Natural Top the Man will lead Lady to turn to the Left under the raised Left arm, having released hold with his Right hand. Regain Normal Hold and continue with steps 6-9 of Natural Top. The Lady will step RF forward and slightly across turning 1/4 to Left on step 4, then continue to turn to Left on RF, step to the side on LF almost facing partner on step 5. The Lady's turn between 4&5 will depend on the Man's turn

Q.137 금메달리스트를 위해 내츄럴 탑을 어떻게 발전시킬 것인가?

내츄럴 탑 스텝 4-5를 계속하는 동안 남자는 오른손 홀드를 풀고 왼팔을 들어 여자가 팔 아래에서 왼쪽으로 턴 하도록 리드한 다음 다시 정상 홀드로 돌아와 내츄럴 탑 스텝 6-9를 계속한다. 여자는 스텝 4에서 왼쪽으로 1/4턴을 하면서 오른발을 왼발에 조금 교차하는 상태로 앞으로 한다. 그 다음 오른발을 축으로 계속 왼쪽으로 턴을 한다. 스텝 5에서 왼발을 옆으로 하면서 파트너를 거의 마주 본다. 스텝 4와 5사이에서 여자의 턴은 남자의 턴을 따라서 한다.

Q.138 Where are the Cucarachas used apart from using them as a figure in their own right?

They are part of the Opening Out to Right and Left and a Side Cucaracha is danced by Man and Lady on ending 3 to the Aida. The Man may dance two Side Cucarachas as an alternative to steps 7-12 of the Sliding Doors (Lady dances a Cucaracha action on 10&11). Man's 7-9 of the Three Threes is a diagonally forward Cucaracha (Lady dances a Cucaracha action on steps 7&8. She will also dance two steps of a Side Cucaracha action part of an alternative to steps 10&11 of the Three Threes.) Man dances a Side Cucaracha on 7-9 as part of the Three Alemanas and a Cucaracha action on 4&5 as part of the Continuous Hip Twist. He may also dance a Press Line in place of step 1 of the Advanced Hip Twist. (This is a type of Cucaracha)

Q.138 쿠카라차만을 독립적인 피겨로 사용하는 것 이외에 어느 피겨에서 쿠카라차를 사용하는가?

오프닝 아웃 라이트 앤 레프트의 한 부분 스텝으로 사용된다. 아이다의 마무리 자세 3에서 남자와 여자가 모두 사용한다. 남자는 슬라이딩 도어즈의 스텝 7-12에서 변형동작으로 두 번의 사이드 쿠카라차를 사용한다. (여자는 스텝 10과 11에서 쿠카라차 동작을 한다.) 쓰리 쓰리의 남자 스텝 7-9에서 다이아거너리 포워드 쿠카라차를 사용한다. (여자는 스텝 7과 8에서 쿠카라차 동작을 한다. 쓰리 쓰리의 스텝 10과 11에서 변형동작의 한 부분 스텝으로 사이드 쿠카라차의 2 스텝을 역시 사용할 수 있다.) 남자는 쓰리 알레마나의 한 부분으로 스텝 7-9에서 사이드 쿠카라차를 사용한다. 그리고 콘티뉴어스 힙 트위스트의 한 부분으로 스텝 4와 5에서 쿠카라차 동작을 사용한다. 남자는 역시 어드밴스드 힙 트위스트 스텝 1 대신에 프레스 라인을 사용한다.(이것은 일종의 쿠카라차이다.)

Q.139 Compare steps 1-4 of the Sliding Doors with 1-4 of the Hockey Stick

The Man's steps are the same although he will take Double Hold on 4, lowering the hands to waist level. Lady's steps are the same in both figures.

Q.139 하키스틱 스텝 1-4와 슬라이딩 도어즈의 스텝 1-4를 비교하시오.

스텝 4에서 더블 홀드를 하고 손을 허리위치까지 내리는 것만 다를 뿐 남자의 스텝은 똑같다. 여자의 스텝은 양쪽 피겨에서 똑같다.

Q.140 Explain the alternative hold that may be used in the Sliding Doors

The Man keeps left hand below chest level, taking R to R hand hold at the end of 3 and releasing hold with Left hand. He then leads Lady with Right hand to pass in front of him to Right side, releasing hold at the end of 5, and allowing Right hand to trail along Lady's Right arm until it reaches her Right shoulder blade on step 6. He will then take her Left hand into his Left hand. (Right Shadow Position, Hold 1). This Hold is retained for 7-12. When following with the Spiral, lead the Lady into her Spiral Turn by lowering the Left hand, and immediately releasing hold. 4-6 of the Spiral will be danced solo regaining normal Fan or Open Position Hold at the end of the last step. Retain the Right Shadow Hold when following with Progressive Walk Forward

Q.140 슬라이딩 도어즈에서 사용되는 변형 홀드를 설명하시오.

남자는 스텝 3의 마지막에서 오른손-오른손 홀드를 하고 왼손의 홀드를 풀어주면서 왼손을 가슴 밑으로 유지한다. 그 다음 남자는 여자의 오른손을 리드해 남자의 오른쪽으로 남자의 앞을 통과해서 오도록 하고 스텝 5

의 마지막에서 홀드를 풀어준다. 그리고 오른손이 스텝 6에서 여자의 오른쪽 견갑골에 다다를 때까지 여자의 오른쪽 어깨를 따라서 내려오도록 한다. 남자는 그 후 왼손-왼손 홀드를 한다.(라이트 쉐도 포지션의 홀드 1). 이 홀드가 스텝 7-12까지 계속 유지된다. 다음 스파이럴을 할 때, 왼손을 낮추어 여자가 스파이럴 턴을 하도록 리드한다. 그리고 즉시 홀드를 푼다. 마지막 스텝의 끝에서 정상 팬이나 오픈 포지션 홀드를 하면서 스파이럴 턴 스텝 4-6를 혼자서 한다. 프로그레시브 워크 포워드가 이어질 때 라이트 쉐도우 홀드를 계속 한다.

Q.141 What is Right Shadow Position?

It is a position where the Lady is on the Man's Right side, slightly in advance and both facing the same way, using one of the three Right Shadow Holds

Q.141 라이트 쉐도우 포지션은 무엇인가?

여자가 남자의 오른쪽 약간 앞쪽에 서서, 남자 여자 모두 같은 방향을 보며 3가지 라이트 쉐도우 홀드 중 하나를 사용하는 자세다.

Q.142 Please explain these three holds

Hold 1 - the Man places his Right hand on or just below the Lady's Right shoulder blade with his Left Hand holding the Lady's Left hand or her wrist or lower arm.

Hold 2 - His Right arm is behind the Lady's back, Right hand holding her Left hand, and Left hand holding her Right hand. Lady's arms are across the front of her body just below chest level, with her Right arm above her Left arm (Cuddle Hold)

Hold 3 - Man's Right hand is placed on or just below Lady's Right shoulder blade, Left hand holding her Right hand in front of the body just below chest level. The Lady's Left arm is held across the front of her body either just below or above the joined hands.

Q.142 이 세 가지 홀드를 설명하시오.

홀드 1 - 남자의 오른손을 여자의 오른쪽 견갑골 위나 바로 밑에 놓는다. 남자의 왼손은 여자의 왼손이나 손목 또는 팔을 잡는다.

홀드 2 - 남자의 오른팔을 여자의 등 뒤에 대고 오른손은 여자의 왼손을 잡으며 왼손은 여자의 오른손을 잡

고, 여자의 팔은 가슴 아래서 오른손이 왼손 위로 서로 교차된다. (커들 홀드)

홀드 3 - 남자의 오른손은 여자의 오른쪽 견갑골 위 또는 바로 밑에 놓고, 왼손은 여자의 오른손을 여자의 가슴 바로 밑에서 잡는다. 여자의 왼팔은 잡은 손 위나 바로 밑에서 교차한다.

Q.143 How would you achieve Right Shadow Position?
By dancing on Alemana, a Rope Spinning or the Three Alemanas, leading Lady towards Right side on the last step and then turning her to Right Shadow Position during beat 1 of the music. I could also achieve Right Shadow Position on step 12 of the Sliding Doors. Ending 4 to the Aida also ends in Right Shadow Position

Q.143 라이트 쉐도우 포지션을 어떻게 만드는가?
알레마나, 로프 스피닝 또는 쓰리 알레마나를 할 때, 마지막 스텝에서 여자를 오른쪽으로 리드하면서 음악의 한 박자 동안 라이트 쉐도우 포지션을 하도록 여자를 턴시킨다. 슬라이딩 도어즈 스텝 12에서 역시 라이트 쉐도우 포지션을 만들 수 있다. 아이다의 마무리 4번에서 라이트 쉐도우 포지션으로 끝낼 수 있다.

Q.144 Explain the Aida entires to the Right Shadow Position

Method 1 would be to dance a Cuban Rock in Left Side Position, count 2.3.4. then turn 1/2 to Left on beat 1 to Right Shadow Position, allowing RF to trail behind without weight. Assume Right Shadow Hold 1,2 or 3. Lady dances the normal opposite, stepping LF forward after Cuban Rock and turning 1/2 to Right. Continue into Progressive Walks Forward commencing with the second step.

Method 2 would be to dance the Cuban Rock in Left Side Position 2,3,41, then step RF forward in line with LF and turn 1/2 to left to end with the RF back in Right Shadow Position count 2, assuming again Holds 1,2 or 3. Lady dances normal opposite, stepping LF forward after Cuban Rock and turning 1/2 to Right. Continue into Progressive Walks Forward commencing with the second step.

Q.144 아이다에서 라이트 쉐도우 포지션으로 들어가는 방법을 설명하시오.

방법 1 레프트 사이드 포지션에서 큐반 록을 한다. 카운트는 2.3.4. 그 다음 1박자에 왼쪽으로 1/2턴을 하여 라이트 쉐도우 포지션을 만든다. 이때, 오른발은 체중 없이 왼발을 따라서 움직인다. 홀드는 라이트 쉐도우 홀드 1, 2 또는 3을 한다. 여자는 남자와 반대로 하면 된다. 큐반 록을 한 후에 왼발을 앞으로 그리고 오른쪽으로 1/2턴을 한다. 두 번째 스텝에서 시작하여 프로그레시브 워크를 이어서 춘다.

방법 2 레프트 사이드 포지션에서 큐반 록을 한다. 카운트는 2.3.41, 그리고 왼발의 일직선상에 오른발을 앞으로 딛고 왼쪽으로 1/2턴을 하여 라이트 쉐도우 포지션에서 오른발을 뒤로 놓은 상태로 끝낸다(카운트는 2). 홀드1, 2 또는 3을 다시 한다. 여자는 남자와 반대로 춘다. 큐반 록을 한 후 왼발을 앞으로 딛고 오른쪽으로 1/2 턴을 하면서 두 번째 스텝에서 시작하는 프로그래시브 워크 포워드를 계속 한다.

Q.145 How does the Man lead Lady in step 3 of Fencing?

He will take his Left arm across his body to the Right to lead the Lady forward and then sharply extend it to the Left to turn her to Promenade Position

Q.145 펜싱 스텝 3에서 여자를 어떻게 리드하는가?

남자는 여자가 앞으로 오도록 리드하기 위해 몸을 가로질러 왼팔이 오른쪽에 오도록 한다. 그 다음 날카롭게 그 팔을 왼쪽으로 뻗어 여자가 턴하여 프롬나드 포지션으로 되도록 리드한다.

Q.146 Explain the Lady's third step of Fencing?
She will step forward with her RF then turn to Promenade Position with the LF extended diagonally back without weight

Q.146 펜싱의 여자 3번째 스텝을 설명하시오.
오른발을 앞으로 딛는다. 그 다음 턴을 하여 프롬나드 포지션을 한다. 이때, 왼발은 체중 없이 다이아거널리 백 방향으로 뻗는다.

Q.147 What may follow the Fencing?
A New York to Left Side Position ; Spot or Switch Turn to Right(Lady to Left) ; Under Arm Turn to Left. There are also 3 Spin endings

Q.147 펜싱의 후행 피겨는?
뉴욕 투 레프트 사이드 포지션 ; 스팟 또는 스위치 턴 투 라이트(여자는 왼쪽) ; 언더 암 턴 투 레프트. 그리고 3 스핀 엔딩이 있다.

Q.148 Please name the three Spin endings
Man and Lady's Solo Spin ; Lady's Underarm Spin to Left ; Mans' Solo Spin to Left

Q.148 쓰리 스핀 엔딩의 이름을 말하시오.
　　　　남자와 여자 솔로 스핀 ; 여자 언더암 스핀 투 레프트 ; 남자 솔로 스핀 투 레프트.

Q.149 **What is an important point to remember during the** Solo Spin for Man and Lady **and the Lady's Under Arm Spin to her Left?**
To maintain pressure into the ball of the closing foot - the foot that has closed without weight

Q.149 남자와 여자 솔로 스핀 그리고 여자 왼쪽으로 언더 암 스핀을 할 때, 중요한 점은 무엇인가?
체중 없이 모으는 발의 볼로 마루를 누르는 것.

Q.150 Why is this important?
　　　It helps to control the turn and maintain good balance when the turn is completed

Q.150 왜 중요한가?
　　　턴을 조절하고, 턴을 마칠 때 균형을 유지하는 것을 돕기 때문이다.

Q.151 What does the Lady dance when the Man is dancing his Solo Spin to Left?
A Right Foot Syncopated Cuban Rock

Q.151 남자가 솔로 스핀 투 레프트를 할 때, 여자는 무엇을 추는가?
오른발 신코페이티드 큐반 록

Q.152 When dancing a Syncopated Cuban Rock are the weight changes fully completed?
Not on the first two steps, as there would not be sufficient time

Q.152 신코페이티드 큐반 록을 할 때, 체중은 완전히 바뀌지는가?
충분한 시간이 없을 때 처음 두 스텝에서는 바뀌지 않는다.

Q.153 Are steps 1-3 of the Three Threes the same as those of the Open Hip Twist for the Man?
The foot positions are the same but the lead is slightly different because towards the end of the third step the Man will lead the Lady to turn to her Right then

release hold with his Right hand. He will place his hands on her shoulders at the end of the turn and they will be in Tandem Position with Lady in front

Q.153 쓰리 쓰리의 스텝 1-3은 오픈 힙 트위스트 남자 스텝 1-3과 똑같은가?

풋 포지션은 같으나 리드는 약간 다르다. 왜냐하면 3번째 스텝 마지막 부분에서 남자는 여자가 그녀의 오른쪽으로 턴 하도록 리드하고 나서 그의 오른손 홀드를 풀어주기 때문이다. 남자는 턴의 마지막에 그의 두 손을 여자의 어깨에 놓는다. 그리고 여자가 앞에 서는 탠덤 포지션으로 끝낸다.

Q.154 On steps 3, 6 and 9 of the Three Threes, where is the Lady's turn commenced in relation to the music?

Towards the end of the fourth beat

Q.154 쓰리 쓰리의 스텝 3, 6과 9에서 여자의 턴이 음악의 어디서 시작되는가?

4번째 박자의 끝 부분에서 시작한다.

Q.155 When the Lady turns to Right on her RF on step 9 what does she do with her LF?

She leaves it trailing behind without weight on the inside edge of toe

Q.155 스텝 9에서 여자가 오른발을 축으로 오른쪽으로 턴을 할 때, 왼발로는 무엇을 하는가?

토의 안쪽 모서리를 마루에 접촉시키고, 체중 없이 오른발 뒤를 따라가도록 한다.

Q.156 Are there any alternatives which the Lady may dance on steps 10-12 of the Three Threes?

Yes - she may dance 1.2 of a Switch Turn to Right making 1/2 turn, count 2.3, then LF forward having turned a further 1/2 to Right, count 41. Another method would be to make no turn on step 9, then turn 1/4 to Right into 1.2 of a LF Side Cucuracha, count 2.3, then LF forward having turned a further 1/4 to Right to face partner

Q.156 쓰리 쓰리의 스텝 10-12에서 여자가 추는 변형 동작이 있는가?

있다. - 1/2턴을 하면서 스위치 턴 투 라이트의 스텝 1과 2를 춘다. 카운트는 2.3. 그 다음 오른쪽으로 1/2턴을 더 한 후 왼발을 앞으로 딛는다. 카운트는 41. 이 방법 이외의 다른 방법으론 스텝 9에서 턴을 하지 않고 오른쪽으로 1/4턴을 더 해서 왼발 사이드 쿠카라차 스텝 1과 2를 한다. 카운트는 2,3. 그리고 오른쪽으로 1/4턴을 더 한 후에 왼발을 앞으로 딛고 파트너와 마주본다.

Q.157 May the Three Threes end in a different position?

Yes - it may be ended with both the Man and Lady stepping forward towards their partner's Right side. The Man will step forward RF in line with LF, turning body slightly to Right on step 12. Lady steps LF forward in line with RF. Remember on the penultimate step Man's LF will move slightly leftwards

Q.157 다른 포지션으로 쓰리 쓰리를 끝낼 수 있나요?

네. - 서로 서로 파트너의 오른쪽으로 발을 내딛고 끝낼 수 있다. 남자는 스텝 12에서 몸을 조금 오른쪽으로 돌리면서 왼발의 일직선상에 오른발을 앞으로 딛는다. 여자는 오른발의 일직선상에 왼발을 앞으로 딛는다. 끝에서부터 두 번째 앞에 오는 스텝에서 남자의 왼발이 조금 왼쪽으로 움직인다는 것을 잊지 마시오.

Q.158 Explain the Fan ending to the Three Threes

　　The Man will dance his first 8 steps as normal, but on step 9 as he closes LF to RF will turn 1/8 to Left. At the same time he will release hold with his Right hand, allowing it to slide down the Lady's Right arm until it ends on a Right to Right Hand Hold. Then RF back and he passes the Lady across in front of his body and changes to Left to Right Hand Hold, and continues with the last two steps of the Fan Development in the normal way. The Lady will dance steps 1-9 as Chart, she will pass in front of the Man's body on step 10, then continue with RF forward in line with LF and then turn to end with RF back on 11, and LF back in Fan Position on step 12

Q.158 쓰리 쓰리의 팬 엔딩을 설명하시오.

　　남자는 스텝 1-8까지 정상적인 쓰리 쓰리 스텝을 한다. 그러나 스텝 9에서 왼발을 오른발에 모으면서 왼쪽으로 1/8턴을 한다. 동시에 남자는 오른손 홀드를 풀고 다시 오른손-오른손 홀드를 할 때까지 오른손을 여자의 오른쪽 팔에서 미끄러지듯 내려오게 한다. 그 다음 오른발을 뒤로 놓으면서 그의 몸 앞으로 여자가 지나도록 리드한 후에 왼손-오른손 홀드로 바꾼다. 이어서 정상적인 방법으로 팬 디벨롭먼트의 마지막 2 스텝을 한다. 여자는 차트에 있는 데로 스텝 1-9를 한다. 스텝 10에서 남자 앞으로 지나간다. 그 다음 왼발의 일직선상에 오른발을 앞으로 딛고 턴을 한 후, 스텝 11에서 오른발이 뒤에 있는 상태로 끝낸다. 그리고 스텝 12에 왼발을 뒤로 놓고 팬 포지션으로 끝낸다.

Q.159 Do you know an alternative timing for this ending?

Yes - the position could be held on step 9 for count 2, and then the next three steps could be counted &3.41

Q.159 이 마무리에서 변형 박자를 알고 있습니까?

네. - 카운트 2를 하는 동안 스텝 9의 자세를 그대로 유지한다. 그 다음 3 스텝을 카운트 &3,41으로 할 수 있다.

Q.160 Give the Lady's amount of turn on the Three Alemanas

She will make 1.1/4 turns to Right over 3-6, then a further 1/2 on 6, 1/8 to Left on 7, then a further 3/4, then 1/8 to Left on 8, 1/2 to Left on 9, then a complete turn to Right over the last three steps

10-12, which are 4-6 of an Alemana. (Remember to dance this as you explain the amount of turn)

Q.160 **쓰리 알레마나의 여자 턴 양을 말하시오.**
　　　스텝 3-6에서 오른쪽으로 1과 1/4턴을 하고 그 다음 스텝 6에서 1/2턴을 더 한다. 스텝 7에서 왼쪽으로 1/8턴을 한다. 그 다음 3/4턴을 더 하고, 스텝 8에서 왼쪽으로 1/8턴 한다. 스텝 9에서 왼쪽으로 1/2턴을 하고, 그 다음 마지막 3 스텝 10-12에서 오른쪽으로 완전히 1 회전을 한다. 이것은 알레마나의 스텝 4-6 이다. (턴 양을 말하면서 춤을 추는 것을 잊지 마시오.)

Q.161 **When does the Lady turn to** Right Side Position **when dancing the** Three Alemanas?
On step 6. During beat 1 she continues to turn to Right to end with her LF back

Q.161 **쓰리 알레마나를 할 때, 언제 여자가 라이트 사이드 포지션을 하는가?**
스텝 6에서 한다. 1박자 동안 여자는 계속해서 오른쪽으로 돌아 왼발을 뒤로 놓은 상태에서 끝낸다.

Q.162 How does the Lady respond to the Man's lead on step 9?

She should bring her weight well forward, responding through her Right arm to the Man's tone in his Left arm

Q.162 스텝 9에서 남자의 리드에 여자는 어떻게 반응하는가?

남자 왼팔의 톤에 대해서 여자의 오른팔을 통해 반응하며, 여자는 체중을 앞으로 쏠리도록 해야 한다.

Q.163 How can step 6 of the Three Alemanas be developed for the Lady?

At the end of step 6 Lady may flex the Left knee with the Right knee straight and the toe pointed

Q.163 쓰리 알레마나의 스텝 6을 어떻게 여자를 위한 고급동작으로 발전시킬 수 있는가?

스텝 6의 마지막에서 여자는 오른발 무릎을 펴고 발가락을 포인트 한 상태에서 왼발의 무릎을 살짝 구부린다.

Q.164 How many Hip Twists do you know?
　　　Five: Closed ; Open ; Advanced ; Continuous ; Circular

Q.164 얼마나 많은 힙 트위스트를 알고 있는가?
　　　5개: 클로즈드 ; 오픈 ; 어드밴스트 ; 콘티뉴어스 ; 서큘러.

Q.165 In which position is the Advanced Hip Twist commenced?
Closed Position, Man and Lady having stepped forward in line with the other foot towards partner's Right side

Q.165 어떤 포지션에서 어드밴스트 힙 트위스트가 시작되는가?
남자와 여자는 이미 상대방의 오른쪽을 향해서 한 발의 일직선상에 다른 한발을 앞으로 한 상태의 클로즈드 포지션.

Q.166 **Explain the amount of turn used on the Advanced Hip Twist, first as Man then as Lady**
(Again remember to demonstrate as you explain the amount of turn)
Man: Slight body turn to Right on 1, 1/8 to Left, body turning less on 3, body completes turn on 4, 1/8 to Left over steps 5-6. Lady: 1/2 to Right on 1, 5/8 to Left on 3, 1/4 to Right on 4, 1/8 to L then a further 1/2 with body turning less on 5, body completes turn on 6

Q.166 **어드밴스드 힙 트위스트의 턴 양을 설명하시오. 처음엔 남자로, 그 다음에 여자로.**
(턴 양을 설명하면서 춤을 추는 것을 잊지 마시오.)
남자: 스텝 1에서 오른쪽으로 몸을 약간 턴 한다. 스텝 3에서 왼쪽으로 1/8턴을 하고 몸은 조금 덜 턴 한다. 스텝 4에서 몸을 완전히 턴 하고, 스텝 5-6에서 왼쪽으로 1/8턴을 한다.
여자: 스텝 1에서 오른쪽으로 1/2턴을 한다. 스텝 3에서 왼쪽으로 5/8턴 하고, 스텝 4에서 오른쪽으로 1/4턴을 한다. 스텝 5에서 왼쪽으로 1/8턴을 한 후에 왼쪽으로 1/2턴을 더한다. 이 때, 몸은 조금 덜 턴 한다. 스텝 6에서 몸을 완전히 턴 한다.

Q.167 When dancing the Alemana into the Advanced Hip Twist, is it possible to turn to the Right?

Yes - 1/4 turn to Right may be made over the last two steps of the Alemana

Q.167 알레마나에 이어서 어드밴스트 힙 트위스트를 출 때, 오른쪽으로 턴하는 것이 가능한가?

네 - 알레마나의 마지막 2 스텝 하는 동안 오른쪽으로 1/4턴을 할 수도 있다.

Q.168 As Man, dance an Alemana with Right to Right Hand Hold followed by the Advanced Hip Twist

(Remember when you are dancing this to commence in Open Position. Also remember that step 5 will be LF forward and slightly leftwards, and remember to show the change of hands clearly changing form Right to Right Hand Hold to Left to Right Hand Hold on the 5th step of the Advanced Hip Twist)

Q.168 남자로 오른손-오른손 홀드를 하고 알레마나를 춘 다음 이어서 어드밴스드 힙 트위스트를 추시오.

(오픈 포지션에서 시작하는 것과, 스텝 5에서 왼발을 앞으로 그리고 조금 왼쪽으로 내딛는 것, 어드밴스트

힙 트위스트의 5번째 스텝에서 오른손-오른손 홀드에서 왼손-오른손 홀드로 바꾸는 손 바꾸기를 분명하게 보여주는 것을 잊지 마시오.)

Q.169 On step 4 of the Advanced Hip Twist where is the Lady in relation to the Man?
She is passing in front of the Man's body

Q.169 어드밴스트 힙 트위스트의 4번째 스텝에서 남자를 기준으로 여자는 어디에 있어야 하는가?
여자는 남자 몸 앞으로 지나간다.

Q.170 Dance the Advanced Hip Twist ended in Open Counter Promenade Position, first as Man, then as Lady
(Remember 5 and 6 are danced as 5&6 of the Closed Hip Twist when it has ended in Open Counter Promenade Position, so the Man will dance 1/8 turn to Left over these two steps, leading Lady to overturning by an additional 1/8 on 5. Lady will take step 5 forward in line with LF, slightly across, making her usual 1/2 turn then continuing to turn the extra 1/8. Step 6 is taken diagonally forward in Open Counter Promenade Position. Take care on the

alignment on step 6- for example if the Man has commenced the Advanced Hip Twist facing wall, step 6 will end moving diagonally wall facing Line of Dance. Lady will be moving diagonally wall facing wall on this step. Remember alignments in Rumba will not be asked. The above is given as a guide)

Q.170 오픈 카운터 프롬나드 포지션 으로 끝나는 어드밴스트 힙 트위스트를 추시오. 처음에는 남자로, 그 다음에는 여자로.

(오픈 카운트 프롬나드 포지션으로 끝낼 때 클로즈드 힙 트위스트의 스텝 5와 6처럼 춘다는 것을 기억하시오. 그래서 남자는 이 2 스텝을 하는 동안 왼쪽으로 1/8턴을 하면서, 여자를 스텝 5에서 1/8턴을 더 하도록 해서 오버 턴시킨다. 여자는 스텝 5에서 왼발의 일직선상에 오른발을 살짝 교차시켜 앞으로 딛는다. 그리고 1/2턴을 하고 나서 계속 1/8턴을 더 한다. 스텝 6에서는 발을 다이아거널리 포워드로 내딛고 오픈 카운트 프롬나드 포지션을 한다. 스텝 6에서 얼라인먼트를 조심하시오.- 예를 들면, 만약 남자가 벽을 보고 어드밴스트 힙 트위스트를 시작했다면, 스텝 6는 LOD를 보면서 DW방향으로 움직이며 끝난다. 여자는 이 스텝에서 벽을 보면서 DW 방향으로 움직인다. 룸바에서 시험관이 얼라인먼트에 대해서 질문하지는 않는다. 위의 내용은 지침으로 말한 것이다.)

Q.171 As Man dance the Continuous Hip Twist followed by the Advanced Hip Twist

(Take care to turn the extra 1/8 to Right between the last step of the Continuous Hip Twist and 1 of the Advanced Hip Twist in order to adjust to the Lady's finishing position)

Q.171 남자로 콘티뉴어스 힙 트위스트를 춘 다음 이어서 어드밴스드 힙 트위스트를 추시오.

(여자의 마무리 위치를 맞추기 위해 콘티뉴어스 힙 트위스트의 마지막 스텝과 어드밴스트 힙 트위스트의 첫 번째 스텝 사이에서 오른쪽으로 1/8턴을 더 턴하는 것을 주의하시오.)

Q.172 What is the Man's foot work on step 5 and why?

Step 5 is flat because only part weight is taken on step 4. This is a Cucuracha action which gives the Man a firm foundation from which to lead the Lady into her Hip Twist Movements

Q.172 스텝 5에서 남자의 풋워크는 무엇인가? 그리고 그 이유는?

스텝 5에서 풋워크는 플랫이다. 그 이유는 스텝 4에서 파트 웨이트가 되기 때문이다. 이것은 쿠카라차 동작으로 여자가 힙 트위스트 무브먼트를 하도록 리드하기 위한 확고한 기초를 남자에게 준다.

Q.173 **The Circular Hip Twist starts with 1-3 of the Advanced Hip Twist. After that how much turn does the Man make on each of the following steps?**
He makes 1/8 to Left on each step although this turn may vary according to the rotation and possible variation in the size of the circle

Q.173 **어드밴스트 힙 트위스트의 스텝 1-3에 이어서 서큘러 힙 트위스트를 시작한다. 남자는 이어지는 스텝에서 각각 얼마나 턴을 해야 하나요?**
비록 원의 크기에 따른 베리에이션과 회전에 의해 이 턴이 다양하게 변할지도 모르지만 남자는 각 스텝에서 1/8턴을 왼쪽으로 해야 한다.

Q.174 **Give the Lady's foot positions on the Circular Hip Twist**
Steps 1-3 are as the Advanced Hip Twist ; 4-LF forward ; 5-Close RF to LF ; 6-9-Repeat steps 4&5 twice more

Q.174 서큘러 힙 트위스트에서 여자의 풋 포지션을 말하시오.

스텝 1-3은 어드밴스트 힙 트위스트와 같다 ; 스텝 4-왼발을 앞으로 딛는다 ; 스텝 5-오른발을 왼발에 모은다 ; 스텝 6-9-스텝 4와 5를 두 번 이상 반복한다.

Q.175 **What are the important points for the Lady to observe when dancing the** Circular Hip Twist?

As she circles around the Man she must retain the positional alignment in relation to her partner, holding the shoulders as square to him as possible. Her turns are initiated from the hips which are turned more than the upper body

Q.175 서큘러 힙 트위스트를 출 때, 여자가 지켜야 할 중요한 점은 무엇인가?

여자가 남자의 주위를 돌 때, 파트너를 기준으로 자신의 위치 얼라인먼트를 반드시 유지해야 한다. 가능한 한 자신의 어깨와 남자의 어깨가 마주 보고 그 모양이 사각형이 되도록 해야 한다. 여자의 턴은 상체보다 더 많이 도는 힙에서 시작된다.

Q.176 Is there an alternative hold for the Circular Hip Twist?

Yes - they may be danced with a Right to Right hand hold following an Alemana danced from Open Position with this hold. Change to normal Left to Right Hand Hold on 5 of the following Advanced Hip Twist

Q.176 서큘러 힙 트위스트의 변형 홀드가 있는가?

있다 - 오른손-오른손 홀드로 할 수 있다. 이 홀드를 하고 오픈 포지션에서 알레마나를 춘 다음 서큘러 힙 트위스트를 춘다. 그 다음 이어지는 어드밴스드 힙 트위스트의 스텝 5에서 정상적인 왼손-오른손 홀드로 바꾼다.

부 록

1. 힙무브먼트(Hip movement)의 종류

1. 세틀링(Settling) : 무릎을 편발에 체중을 이동시킨다. 세틀링과 동시에 로테이션이 일어난다.
2. 레터럴(Lateral) : 약한 로테이셔널 힙무브먼트를 사용해서 힙을 좌우로 움직이는 것. 쿠카라차(Cucaracha)에서 사용된다.
3. 로테이셔널(Rotational) : 척주를 중심축으로 하여, 힙을 돌리는 (Rotating) 기술이다. 댄스에서 척주(Spine Column)는 머리에서 미추까지를 가리킨다.
4. 트위스팅(Twisting) : 힙에서만 턴이 일어나는 동작이다. 클로우즈드 힙트위스트(Closed Hip Twist) 여자 세 번째 스텝에서 사용된다.

2. 홀드(Hold)의 종류

1. 왼손-오른손 (L-R) : 남자 왼손으로 여자 오른손을 잡는다.
2. 오른손-오른손(R-R) : 남자 오른손으로 여자 오른손을 잡는다. 핸드쉐이크 홀드(Hand Shakes Hold)라고도 한다.
3. 노우 홀드(No Hold) : 양손을 모두 잡지 않는다.
4. 더블홀드(Double Hold) : 양손을 모두 잡는다. 이때, 서로 교차해서 잡으면 크로스 홀드(Cross Hold)라고 한다.
5. 커들홀드(Cuddle Hold) : 남자가 여자 뒤에 서서 오른팔로 여자의 등을 감싸면서, 여자의 가슴 아래쪽에서 오른손으로 여자의 왼손을, 왼손으로는 여자의 오른손을 잡는다. 이때 여자는 오른팔을 왼팔 위로 교차한다.

3. 풋포지션(Footposition)의 종류

1. 왼발 앞으로(LF Fwd) : 왼발을 오른발 앞으로 딛는다. 두 개의 트랙이다.
2. 왼발 뒤로(LF Back) : 왼발을 오른발 뒤에 놓는다. 두 개의 트랙이다
3. 왼발 옆으로(LF to side) : 왼발을 오른발 옆으로 나란히 놓는다.
4. 왼발 옆으로 그리고 조금 뒤로(LF to side and slightly back) : 왼발을 오른발 옆 일직선에서 약간 뒤로 놓는다.
5. 왼발 옆으로 그리고 조금 앞으로(LF to side and slightly fwd) : 왼발을 오른발 옆 일직선에서 조금 앞으로 딛는다.
6. 왼발 앞으로 그리고 조금 옆으로(LF to fwd and slightly side) : 왼발을 오른발 앞으로 디딘 후 다시 조금 옆으로 딛는다.
7. 왼발 뒤로 그리고 약간 옆으로(LF to back and slightly side) : 왼발을 오른발 뒤로 놓은 후 조금 옆으로 놓는다.
8. 왼발 다이아거널리 포워드(LF to diagonally fwd) : 왼발을 오른발 기준으로 45도 대각선 방향 앞으로 딛는다.
9. 왼발 다이아거널리 백(LF to diagonally back) : 왼발을 오른발 기준으로 45도 대각선 방향 뒤로 놓는다.

4. 풋워크(Foot Work)의 종류

1. 토우(Toe) T : 발가락. 발 앞꿈치
2. 힐(Heel) H : 발뒤꿈치
3. 볼(Ball) B : 엄지발가락 아래쪽에 있는 도톰한 부분
4. 인사이드 에쥐 오브 볼(Inside edge of Ball) I/E of B : 볼의 안쪽 모서리
5. 아웃사이드 에쥐 오브 볼(Outside edge of Ball) O/E of B : 볼의 바깥쪽 모서리

6. 인사이드 에쥐 오브 토우(Inside edge of Toe) I/E of T : 발가락 안쪽 모서리
7. 아웃사이드 에쥐 오브 토우(Outside edge of Toe) O/E of T : 발가락 바깥쪽 모서리
8. 홀 푸트(Whole Foot) WF : 발바닥 전체

5. 리드(Leads)의 종류

1. 체중이동(Weight changes) : 여자가 남자의 체중이동을 따라간다.
2. 피지컬(Physical) : 남자의 팔에 톤(tone)을 증가시켜 그 힘이 팔을 타고 여자에게 전달하여 리드하는 방법이다. 텐숀이라고도 한다.
3. 세이핑(Shaping) : 시계방향(Clock-wise) 또는 시계반대방향(Anticlock-wise)으로 턴을 시킨다.
4. 비주얼(Visual) : 홀드 없이 여자가 남자의 스텝을 흉내 낸다.

Questions & Answers 질문과 해답
Latin American – Rumba
라틴댄스 편 – 룸바

| 2006년 | 12월 | 1일 | 인쇄 |
| 2006년 | 12월 | 12일 | 발행 |

지   음 : Elizabeth Romain 엘리자베스 로메인
옮   김 : 김 재 호
발행인 : 임 정 배
발행처 : 정음미디어 / DSI Korea
등록일 : 2006년 6월 26일
등   록 : 제 320-2006-52호

주소 서울시 관악구 봉천동 877-1
전화 (代) 02-871-4107   FAX 02-872-5229

정가 13,000원

ISBN 89-958464-8-8 93680